健康長寿のための

口腔保健と栄養をむすぶ

Oral Health
and
Nutrition
for
Healthy Longevity

An Evidence-based
Perspective

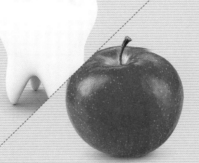

深井穫博 [編著]

エビデンスブック

医歯薬出版株式会社

This book was originally published in Japanese
under the title of :

Kᴇɴᴋᴏᴜ Cʜᴏᴊᴜ Nᴏ Tᴀᴍᴇɴᴏ
Kᴏᴜᴋᴜ Hᴏᴋᴇɴ Tᴏ Eɪʏᴏᴜ Wᴏ Mᴜsᴜʙᴜ Eᴠɪᴅᴇɴᴄᴇ Bᴏᴏᴋ
(Oral Health and Nutrition for Healthy Longevity
An Evidence-based Perspective)

Fᴜᴋᴀɪ, Kakuhiro, Editor
Fukai Institute of Health Science

© 2019 1st ed.

ISHIYAKU PUBLISHERS, INC.
7-10, Honkomagome 1 chome, Bunkyo-ku,
Tokyo 113-8612, Japan

はじめに

　健康寿命の延伸は，わが国はもとよりグローバルな健康課題です．地球規模で進む人口増加と高齢化のなかで，「誰一人取り残されることなく」健康を享受できる世界を目指すことが必要です．これは2015年9月に国連サミットで採択された『持続可能な開発のための2030アジェンダ』とその『持続可能な開発目標：SDGs』のなかでも，ユニバーサル・ヘルス・カバレッジ（universal health coverage：UHC，すべての人が適切な予防・治療・リハビリ等の保健医療サービスを，必要なときに支払い可能な費用で受けられる状態）として位置づけられている国際目標です．いずれの国においてもその人的・経済的資源は限られており，より効率的で効果的な保健医療サービスの提供を追究していくには，エビデンスに基づく多分野の連携が欠かせません．

　こうした目標のために，健康な食生活を維持することは，いずれの国や地域においても健康寿命の延伸のための基本的取り組みとなります．特に過栄養による肥満をリスクとする生活習慣病（非感染性疾患：non-communicable diseases；NCDs）予防と，低栄養によるフレイル予防という健康目標においては，食生活は運動とともに不可欠なものです．

　わが国は，国民皆保険制度がスタートして60年近くが経過している，UHCの最前線にいます．しかも高齢化が最も進んでいる国として，その取り組みは世界から注目されているとともに，その成果や学びを世界に還元する責任も担っています．

　健康政策における「健康日本21（第二次）」（2013-2022年）においては，健康寿命の延伸と健康格差の縮小という最終目標達成のために，生活習慣病（NCDs）の発症予防と重症化予防の徹底および社会生活を営むために必要な機能の維持及び向上を図るうえで，「栄養・食生活」，「身体活動・運動」，「休養・こころの健康」，「飲酒」，「たばこ」および「歯・口腔の健康」は6つの基本要素と位置づけられています．しかしながら，これらの基本要素は各専門分野にまたがっていて，そのアウトカムに基づくその連携は必ずしも十分ではありません．

　本書は，このような背景のなかで，口腔保健と栄養の分野の連携を進めることを目的に企画されたものです．その契機となったのは，2019年6月29，30日に東京大学で開催された第28回日本健康教育学会学術大会の大会長を筆者が務めることになり，その企画のなかで大会の記念の出版物として考えられたものです．

　この大会のテーマは，「健康教育・ヘルスプロモーションと健康政策―健康寿命の

延伸に向けて分野ごとの短期・長期アウトカム評価をどう共有するか」というものでした．この学会は医科，歯科，栄養，運動，禁煙，学校保健等健康に関わる多くの専門分野が参画していることに特徴があります．そして「口腔保健と栄養」のシンポジウムも開催されました．

　本書の対象者(読者)は，歯科医師，歯科衛生士，栄養士・管理栄養士，医師，保健師，看護師等医科領域専門職，および健康政策の企画立案にあたる行政職を想定しています．歯・口腔の健康状態が悪ければうまく噛めない．その結果，食品選択の幅は狭まり，食の多様性が失われ栄養バランスが崩れる．このような口腔保健と栄養との関連は経験的にも概念的にも理解しやすいものです．そして本書のなかで示したように，そのエビデンスも蓄積されてきています．しかしながら，両者の連携には，連携の場，評価指標の共有，歯学教育・栄養学教育，両分野の専門職の連携にかかわる法的根拠等いくつかの課題が残されています．そのためこれらの課題を乗り越えていくための助けとなり，各職種が連携をするために有用なエビデンスと実践例を紹介するものとなっています．

　本書の構成は，歯科専門職および栄養専門職が，お互いの連携に取り組もうとした場合に，手元においていつでも確認できるエビデンスと健康政策の潮流の中での実践事例をコンパクトに収めています．その章の構成は，

　(1)健康寿命の延伸のための健康政策，(2)ライフコースにおける栄養の特性．(3)口腔保健と栄養を結ぶエビデンス，(4)多職種連携の場面・効果，としました．読者が興味ある個所のどこから読んでも理解できるように，各項目の構成も基本的に，(1)背景，(2)エビデンス，(3)実践と統一した書式としています．

　また，口腔保健および栄養分野で用いられる専門用語については，各専門職が理解しやすいように巻末に用語解説を加えています．

　本書が，口腔保健と栄養という食生活にかかわる両分野の連携が進み，人々の健康寿命の延伸に役立つことができれば望外の喜びです．

　結びに，本書の分担をお願いした各著者は，この分野の研究の最前線におられ，政策提言および実践面で経験を積まれた方々です．本企画の意図に賛同していただき協力をいただいたことに感謝申し上げます．また，粘り強く本書の編集作業に当たられた医歯薬出版株式会社の関係者に謝意を表します．

深井保健科学研究所

深井穫博

目次

Contents

はじめに ……………………………………………………………… 深井穫博　iii

序文

幸福な健康をもたらす栄養と口腔保健の連携の重要性 ……… ポーラ・モイニハン　2

1章　健康寿命の延伸のための（口腔保健・栄養に関する）健康政策

グローバルな動向 ………………………………………………… 小川祐司　6

日本の栄養政策の動向 …………………………………………… 武見ゆかり　10

日本の口腔保健に関する健康政策 ……………………………… 深井穫博　14

2章　ライフコースにおける栄養の特性

健康と栄養 ……………………………………………… 新開省二・成田美紀　22

NCDs の観点（過栄養等）から …………………………………… 成田美紀　26

フレイルの観点（低栄養等）から ………………………………… 横山友里　32

食行動と口腔保健 ………………………………………………… 深井穫博　38

調理と食形態 …………………………………………… 中川（岩崎）裕子　44

3章　口腔保健と栄養をむすぶエビデンス

栄養摂取と口腔保健の関係 ……………………………………… 岩崎正則　52

食事の多様性と口腔保健 ………………………………………… 岩崎正則　58

補綴治療と栄養 ………………………………………… 鈴木啓之・水口俊介　64

フレイル，サルコペニアと口腔保健 …………………………… 平野浩彦　69

よく噛むことと栄養 …………………………………… 葭原明弘・宮本　茜　75

認知症予防と栄養・口腔保健 ………………………… 葭原明弘・宮本　茜　79

摂食嚥下と栄養 …………………………………………………… 竹内研時　83

砂糖摂取・肥満と口腔保健 ……………………………………… 小川祐司　91

4章　多職種連携の場面・効果

特定保健指導の場面〜標準的な質問票における歯科関連項目の回答への対応〜

……………………………………………………………………… 安藤雄一　96

速食い是正指導の場面 ………………………………………… 古田美智子　101

v

歯科診療所で管理栄養士が（特定）保健指導に関わる場面

……………………………… 武内博朗・寺田美香・小林和子・花田信弘　106

Column 特定健康診査と定期健康診断の違いと，歯科医師の活躍

…………………………………………………… 武内博朗・花田信弘　114

病院におけるNST ………………………………………………………… 岩佐康行　116

介護保険施設におけるミールラウンド（食事観察）……………………… 枝広あや子　120

認知症患者の食事支援 ……………………………………………………… 枝広あや子　126

特別支援学校における食支援 ……………………………………………… 遠藤眞美　132

食育（学校保健）…………………………………………………………… 中西明美　137

成人歯科保健・口腔保健指導～日本歯科医師会「標準的な成人歯科健診

プログラム（生活歯援プログラム）」の活用 ……………………… 深井穫博　143

栄養と口腔を理解する用語集

栄養編 ……………………………………………………………………… 中西明美　149

歯科編 ……………………………………………………………………… 深井穫博　154

まとめ ……………………………………………………………………… 深井穫博　160

索引 ………………………………………………………………………… 161

表紙・本扉デザイン：渡邊雄哉（LIKE A DESIGN）

編者

深井 穫博　深井保健科学研究所

執筆者（掲載順，初出時のみ記載）

序文

ポーラ・モイニハン　University of Adelaide

1章　健康寿命の延伸のための（口腔保健・栄養に関する）健康政策

小 川 祐 司　　新潟大学大学院医歯学総合研究科　口腔健康科学講座予防歯科学
武 見 ゆかり　　女子栄養大学栄養学部　食生態学研究室
深 井 穫 博　　編者に同じ

2章　ライフコースにおける栄養の特性

新 開 省 二　　東京都健康長寿医療センター研究所　副所長
成 田 美 紀　　東京都健康長寿医療センター研究所　社会参加と地域保健研究チーム
横 山 友 里　　東京都健康長寿医療センター研究所　社会参加と地域保健研究チーム
中川（岩崎）裕子　　実践女子大学生活科学部食生活科学科　調理学第3研究室

3章　口腔保健と栄養をむすぶエビデンス

岩 崎 正 則　　九州歯科大学健康増進学講座　地域健康開発歯学
水 口 俊 介　　東京医科歯科大学大学院医歯学総合研究科　高齢者歯科学分野
鈴 木 啓 之　　東京医科歯科大学大学院医歯学総合研究科　高齢者歯科学分野
平 野 浩 彦　　東京都健康長寿医療センター　歯科口腔外科
葭 原 明 弘　　新潟大学大学院医歯学総合研究科　口腔保健学分野
宮 本 　 茜　　新潟大学医歯学総合病院　予防歯科
竹 内 研 時　　名古屋大学大学院医学系研究科　予防医学分野

4章　多職種連携の場面・効果

安 藤 雄 一　　国立保健医療科学院　生涯健康研究部
古 田 美智子　　九州大学大学院歯学研究院　口腔保健推進学講座口腔予防医学分野
武 内 博 朗　　医療法人社団武内歯科医院，鶴見大学歯学部探索歯学講座
寺 田 美 香　　医療法人社団武内歯科医院
小 林 和 子　　医療法人社団武内歯科医院
花 田 信 弘　　鶴見大学歯学部探索歯学講座
岩 佐 康 行　　原土井病院　歯科/摂食・栄養支援部
枝広あや子　　東京都健康長寿医療センター研究所　自立促進と精神保健研究チーム
遠 藤 眞 美　　日本大学松戸歯学部　障害者歯科学講座
中 西 明 美　　女子栄養大学栄養学部

vii

【編者略歴】

深井 穫博
ふか い かく ひろ

1983年	福岡県立九州歯科大学卒業
1985年	深井歯科医院（三郷市）開業
1997年	博士（歯学）の学位受領（東京歯科大学）
1998年	国立公衆衛生院　客員研究員（疫学部）
1999年	東京歯科大学　非常勤講師（衛生学講座）
2000年	日本大学松戸歯学部　兼任講師（衛生学講座）
2000年	歯科保健医療国際協力協議会（JAICOH）（会長）
2001年	深井保健科学研究所所長
2001年	「ヘルスサイエンス・ヘルスケア」編集長
2002年	国立保健医療科学院　客員研究員（口腔保健部）
2004年	東京医科歯科大学大学院　非常勤講師（歯科医療行動科学分野）
2006年	日本歯科医師会地域保健委員会 委員長
2006年	8020推進財団　8020地域保健活動推進委員会　委員長
2007年	東北大学大学院歯学研究科　非常勤講師（国際歯科保健学）
2007年	新潟大学歯学部　非常勤講師（口腔衛生学・歯科統計学）
2008年	埼玉県立大学　非常勤講師（保健医療福祉学部健康開発学科）
2010年	埼玉県歯科医師会　理事（地域保健部長，2013年同常務理事）
2010年	福岡歯科大学　非常勤講師（口腔健康学）
2013年	大阪歯科大学非常勤講師（口腔衛生学）
2013年	公益社団法人日本歯科医師会理事（2015年同常務理事）
2013年	公益財団法人8020推進財団専務理事
2015年	FDI Oral Health for Ageing Population Task Team, Chair
2017年	神奈川歯科大学　客員教授（口腔科学講座社会歯科学分野）

主な所属学会（現職）

日本口腔衛生学会（副理事長：2017年6月〜），日本健康教育学会（理事：2011年4月〜），日本保健医療行動科学会（理事：2013年4月〜），日本国際保健医療学会（監事：2016年12月〜）等

序文

Foreword

幸福な健康をもたらす栄養と口腔保健の連携の重要性
The significance of the interaction of nutrition and oral health on wellbeing

ポーラ・モイニハン（アデレード大学教授）
Professor Paula Moynihan

　国連が定めた「持続可能な開発目標」(SDGs) において，非感染性疾患 (NCDs) による若年死亡率を3分の1にまで減らすために，2030年までにありとあらゆる栄養不良を解消することが求められています[1]．適切な栄養は口腔疾患を含めたNCDs予防に不可欠であり，他の全身疾患の予防においても重要な役割を担います．砂糖類の摂取抑制はNCDs予防の柱であり，WHOは遊離糖類の摂取量を総摂取エネルギー量の10%以下にすべきと提唱し，う蝕や肥満の予防を通じての2型糖尿病や心臓病予防の必要性を訴えています[1]．

　栄養状態と口腔健康状態は関連性があり，若年者から高齢者において，より良い口腔健康は適切な栄養の摂取をもたらします．これまでの多くの研究は，栄養状態が不良の人のう蝕罹患リスクを調査して，栄養不良とう蝕の関連を提示してきていますが[3,4]，う蝕罹患が重篤な人を対象に栄養不良のリスクを調査した報告は少ないのが現状です．そのため今後の課題として，栄養不良になるリスクを少なくするための口腔健康の役割を正しく理解することが必要です．国際連合児童基金（ユニセフ）の報告によれば，5歳児未満の幼児では，死因の45%が栄養不良に起因しています．

　野菜，果実，全粒穀物の十分な摂取はNCDs予防をもたらすエビデンスは確立されています[5]．しかしながら，健康的な食生活が歯周疾患などの口腔疾患のリスクを低減するか否かについては，その可能性は示唆されるものの，さらなるエビデンスの構築が不可欠です[6,7]．また，高齢者において現在歯数が多くなることは，適切かつ必要不可欠な栄養摂取を可能にします[8]．反対に，歯の喪失や口腔乾燥，口腔内の痛みや不快は，咬合や咀嚼を困難にして栄養不良をもたらすことにつながります（図）[9]．

　まとめると，良好な栄養摂取は口腔の健康をもたらすとともに，口腔の健康を損なえばウェルビーイング（幸福な健康）な食生活は困難になります．本書には栄養と口腔健康に関する最新の研究知見が提示され，食を考えるうえでの政策や実践，そしてこれからの研究の方向性を理解するのに適した内容構成となっています．

（訳：深井穫博・小川祐司）

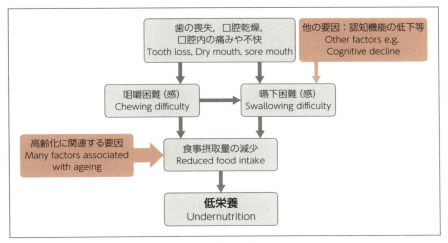

図 (Fig) 口腔の不健康が低栄養をもたらす（概念図）
Poor oral health is a contributing factor for undernutrition

The United Nations Sustainable Development Goals aim to reduce by one third premature mortality from non-communicable diseases (NCDs) and to end all forms of malnutrition by the year 2030[1]. Nutrition is key to preventing both oral and systemic NCDs but oral health, through its interrelationship with nutrition may also have an important role to play in preventing systemic disease. Reducing sugars is key to preventing several NCDs and WHO recommend a limit on free sugars intake to no more than 10% of energy intake to prevent dental caries and obesity and the subsequent impact of obesity on risk of NCDs such as Type 2 Diabetes and cardiovascular disease[1].

Nutritional status and oral health status are interrelated and compromised oral health may impact on nutritional wellbeing in both the young and old. Most research has explored caries risk in nutritionally vulnerable populations, indicating an association between nutritional deficiency and dental caries[e.g. 3,4]. However, there are fewer data pertaining to the risk on nutritional status of severe dental caries. Understanding the role of oral health on minimising nutritional risk is of paramount importance because UNICEF data indicates that undernutrition causes nearly half of deaths in children aged under 5 years.

A wealth of evidence exists to show that consumption of a diet rich in vegetables, fruits and wholegrains is protective against many NCDs[5], however, the relationship between consumption of a healthy diet and risk of oral diseases such as periodontitis has been less well studied – though limited data suggest of a protective effect[6,7]. Retention of teeth into old age may also be an important factor in enabling the consumption of a healthy diet and adequate nutritional intake[8]. Research has also indicated that poor oral health (tooth loss, dry mouth, sore mouth) in later life is, through its impacts on chewing and swallowing may be associated with under nutrition (see **Figure**)[9].

In summary, good nutrition contributes to oral health and compromised oral health can impact on nutritional wellbeing. The ensuing chapters present the most recent evidence pertaining to both sides of this equation and provide the reader with 'food for thought' for policy, practice and for future research direction.

文献 (referances)

1) United Nations (2017). The Sustainable Development Goals Report. United Nations, New York.
2) WHO (2015). Guideline on Sugars intake for Adults and Children. WHO Geneva.
3) Narksawat K, Tonmukayakul U, Boonthum A. 2009. Association between nutritional status and dental caries in permanent dentition among primary schoolchildren aged 12-14 years, Thailand Southeast Asian Journal of Tropical Medicine & Public Health. 40 (2) : 338-344.
4) Peng R, Li S, Zhang H, Zeng H, Jiang B, Liu Y, Yi X, Xu M, Zhu L, Zhang Z. 2017. Weight status is associated with blood pressure, vital capacity, dental decay, and visual acuity among school-age children in Chengdu, china. Annals of Nutrition and Metabolism. 69 (3) : 237-245.
5) WHO/FAO (2003) Diet, nutrition and the prevention of chronic diseases. TRS 916 WHO Geneva.
6) Skoczek-Rubinska A, Bejerska J, Menclewick K (2018). Effect of fruit and vegetable intake in periodontal disease : a systematic review. Dental and Medical Problems 55 : DOi : 10. 17219/dmp/99072.
7) Moynihan P, Halsvorsrud K, Lewney J, Craig D (2018). Effects of starch on oral health : systematic review to inform WHO Guideline. Journal of Dental Research 98 ; 46-53 DOI 10.1177/0022034518788283.
8) Moynihan P, Bradbury J, Müller F (2010). Nutritional consequences of oral health in frail elders. In : MacEntee M, Chalmers J, Müller F, Wyatt C (Eds) Oral Healthcare for Frail Elders Blackwell Munksgaard, Blackwell Publishing.
9) Furuta M, Yamashita Y (2013) Curr Phys Med Rehabil Rep 1 : 216-222. DOI 10.1007/s40141-013-0026-x

---

Paula Moynihan

1990 PhD Nutrition, University of Surrey, UK
1991 Lecturer in Nutrition, School of Dental Sciences, Newcastle University, UK
2001 Director, WHO Collaborating Centre for Nutrition & Oral Health
2008 Professor and Chair of Nutrition and Oral health, Newcastle University, UK
2019 Professor, Director of Food & Health, The University of Adelaide, Australia
     President of the IADR

1章

健康寿命の延伸のための（口腔保健・栄養に関する）健康政策

1章　健康寿命の延伸のための（口腔保健・栄養に関する）健康政策

グローバルな動向

小川祐司

■ 口腔疾患の状況

　世界で35億人が罹患している口腔疾患は，先進国・開発途上国を問わず人々の健康と生活の質（QOL）を損ねる公衆衛生問題です．2007年に世界保健機関（WHO）が定めた口腔保健議決書"Oral health：Action plan for promotion and integrated disease prevention"には，11にわたる口腔保健行動目標が設定され（**表1**），その1つに"健康的な食習慣と栄養摂取の確立により低栄養を改善する"ことが提示されています[1]．

　人口構造が少子高齢化へと推移し，非感染性疾患（NCDs）の罹患が深刻化することから，適切なライフスタイルの確立や環境改善を支援することが求められています．高齢者ではフレイル（虚弱）の概念が注目されており，要介護の状態になる可能性が高い状態と考えられています．このフレイルの状態から，筋肉量の低下「サルコペニア」や，骨や関節，筋肉の障害により歩行や日常生活に支障をきたす「ロコモティブシンドローム」，さらには寝たきりの状態につながることが近年認識されており，これら負の連鎖に栄養不良や低栄養が大きく関与していると考えられています．

表1 11にわたる口腔保健行動目標"Oral health：Action plan for promotion and integrated disease prevention"

1. 健康的な食習慣と栄養摂取の確立により低栄養を改善
2. 若年者の禁煙を推進して口腔や全身の健康を増進
3. 安全な水の確保や衛生状態の改善により口腔衛生の推進
4. 適切なフッ化物の有効利用に関する政策の普及
5. 口腔がん予防のリスクコントロールや早期発見ができる保健従事者の養成
6. HIVエイズに関連する口腔疾患の早期発見や予防からHIVエイズ罹患者の口腔健康の増進とQOLの確保
7. 予防から早期発見，治療，予後までの一貫した口腔保健体系の整備
8. 健康的な生活習慣確立のための学校歯科保健の推進
9. 高齢者のQOL向上に対する口腔保健の推進
10. エビデンスに基づいた口腔保健情報の再整備
11. 口腔保健に関する学術研究の推進

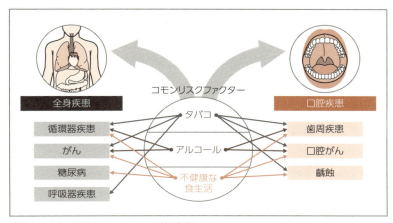

図1 コモンリスクファクターの概念図

■ 非感染性疾患と口腔疾患の関わり

　WHOによれば，NCDsによる死亡は，2030年までに5,200万人に増加すると予測され，壮年期死亡率減少の目標達成のために，費用効果の高い政策と介入を優先的に実行すべきであるとしています．2025年に向けたNCD対策の目標として，"WHO Global NCD Action Plan 2013-2020"を立て，9つのターゲットと栄養を含めた25の項目への対策を進めています[2]．特にNCDsリスクが顕在化している中所得国においては，NCDs対策の数値目標を具体化させることが肝要で，簡便で適切な栄養モニタリングの方策について研究を進めて知見の蓄積を図ることが今後の課題です．

　WHOの口腔保健は，NCDsとしての口腔疾患を基本概念にしています．2011年の国連ハイレベル会議では，口腔疾患はNCDsの1つとして，予防や管理を有機的かつ包括的に遂行することが追加承認されました．その背景には，口腔疾患は全身疾患不健康な食生活，喫煙や過度の飲酒習慣などの「コモンリスクファクター」を共有することがあげられます[3]（図1）．例えば，過剰な砂糖摂取は肥満を誘発し，糖尿病やう蝕の進行にも影響を及ぼします．喫煙ががんの発生原因の1つであり，歯周組織を破壊して歯の喪失をも導きます．すなわち，全身疾患の症状は口腔内にも出現して口腔疾患のリスクを増加させているのです．

■ ライフコースアプローチ

　口腔健康を含めた全身健康の推進には，必要十分かつバランスのとれた栄養摂取・

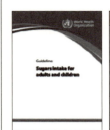

図2 WHO砂糖摂取ガイドラインの改訂内容

食事生活が不可欠で，とりわけ過剰な砂糖の摂取を抑制するとともに，果物や野菜の摂取を増やして低栄養を減らすことが重要です．NCDs予防において，口腔疾患のコントロールや予防を学校保健や高齢者保健などの分野と施策を共有させることによって，「ライフコースアプローチ」[4]として，子供から高齢者までの健康に対応することが可能となります．コモンリスクファクターを，成人期以降の断面で捉えるだけでなく，連続として捉えることにより，ライフコースのなかでさまざまな保健分野が共有できる要因であることを認識することが肝要です．

■ シュガーコントロールの必要性

2015年，WHOは『成人と小児のための砂糖摂取量ガイドライン』の改訂を発表しました．このガイドラインは，肥満やう蝕予防に焦点をあて，NCDsを減らす目的で総エネルギーに対する割合によりフリーシュガー推奨量の数値を示しています（図2）．フリーシュガーとは，「グルコースやフルクトース等の単糖類」，「スクロースや砂糖等の二糖類など食品や飲料の加工調理で加えられるもの」，「蜂蜜・シロップ・果汁（濃縮果汁含む）などに自然に存在する糖類」を指します．

フリーシュガー推奨量はこれまで，「総エネルギー量の10％未満（強く推奨：strong recommendation）」とされていましたが，今回の改訂で新たに「総エネルギー量の5％未満（利点があると勧める：conditional recommendation）」とする条件付の推奨が加えられました．この背景には，「総エネルギー量の5％未満」（年間砂糖消費量が10kg未満）は，「総エネルギー量の10％未満」（年間砂糖消費量が15kg以上）と比較して，う蝕罹患が少ないという研究報告に基づいています．う蝕の健康への悪影響は，小児期から累積して成人期に発症することから，う蝕リスクを低減するには小児期からフリーシュガー摂取量をできるだけ少なくすることが必要と認識されます．ただし，う

蝕や歯周病，歯の喪失など口腔疾患は発症時期が異なり，例えば，歯周病が他の
NCDsと同様に中高年以降に重症化する理由，あるいは歯の喪失がなぜ加齢とともに
増加するのかという疑問に対しては，明確な回答が得られているわけではありませ
ん．口腔疾患を幼少児期からのリスクの蓄積と捉えそのエビデンスを集積するには，
世代効果，時代効果，さらには生物学的要因等を考慮した疫学的解析がさらに必要で
す．

■ 口腔保健従事者の役割

　口腔保健従事者は包括的な健康の維持促進に貢献する責任と役割を自覚するこ
とが求められています．誰もが適切な健康増進・予防・治療・機能回復に関する
サービスを受けられる社会(ユニバーサル・ヘルス・カバレッジ：Universal Health
Coverage，UHC)の実現を目指すとともに，国連のミレニアム開発目標のポスト
2015開発アジェンダとして採択された持続可能な開発目標(Sustainable Development
Goals：SDGs)を通じて，グローバルに保健医療が取り巻くあらゆる環境に目を向け，
総合的に解決していく「多職種連携」がこれから不可欠となっていきます．

文献

1) World Health Organization. World Health Assembly. Oral health：action plan for promotion and integrated disease prevention. WHA60.17. Geneva：WHO, 2007.
2) World Health Organization. Global Action Plan for the Prevention and Control of NCDs 2013-2020：Geneva：WHO, 2013.
3) Petersen PE. The World Oral Health Report 2003：continuous improvement of oral health in the 21st century-the approach of the WHO Global Oral Health Programme. Community Dent Oral Epidemiol. 2003；31 (suppl. 1)：3-24.
4) Heilmann A, Tsakos G, Richard G. Watt RG. Chapter 3 Oral Health Over the Life Course；A Life Course Perspective on Health Trajectories and Transitions.
5) World Health Organization. Guideline. Sugar intake for adults and children：Geneva：WHO, 2015.

1章　健康寿命の延伸のための（口腔保健・栄養に関する）健康政策

日本の栄養政策の動向

武見ゆかり

■ 健康日本21（第二次）における目標設定

　平成25（2013）年に開始された健康日本21（第二次）では，健康寿命の延伸と健康格差の縮小の達成に向けて，個人の生活習慣変容による生活習慣病の発症予防・重症化予防と，地域社会における社会環境の改善の両面のアプローチが重視されました．

　栄養・食生活分野でも，食習慣の変容による生活の質の向上とともに，社会環境の質の向上をめざした食環境整備の目標設定が，科学的根拠に基づいて行われています（**図1**）[1]．以下，4つの目標について解説します．

1）栄養状態

　まず「栄養状態」の目標では，「適正体重の維持している者の増加」として，成人の肥満者の減少と20歳代女性のやせの減少，および小学生の肥満児の減少について目標が設定されました．また，高齢者に対してより早期からの介入が可能となるように，「低栄養傾向（BMI $20\,\mathrm{kg/m^2}$ 以下）の高齢者の割合の増加の抑制」という目標が設定されています．

2）食物摂取

　「食物摂取」については，「適切な量と質の食事をとる者の増加」について，食事全体の栄養バランスの指標として「主食・主菜・副菜を組み合わせた食事が1日2回以上毎日の者」を示し，個別の指標として「食塩摂取量の減少」，「野菜・果物摂取量の増加」が取り上げられました．

3）食行動

　「食行動」では，「子どもの共食の増加」と「朝・昼・夕の3食を必ず食べることに気をつけている子どもの割合の増加」が取り上げられています．子どもは家庭で保護者と一緒に食事をするわけで，これらの目標は子育て世代の成人にも関係する目標です．

4）食環境

　「食環境」の目標では，「食品中の食塩や脂肪の低減に取り組む食品企業および飲食店の登録数の増加」，「利用者に応じた食事の計画，調理および栄養の評価，改善を実施している特定給食施設の割合の増加」の2項目が設定されました．前者は，欧米の研究において，食品中の食塩相当量の規制は高血圧対策において費用対効果が高いこ

日本の栄養政策の動向

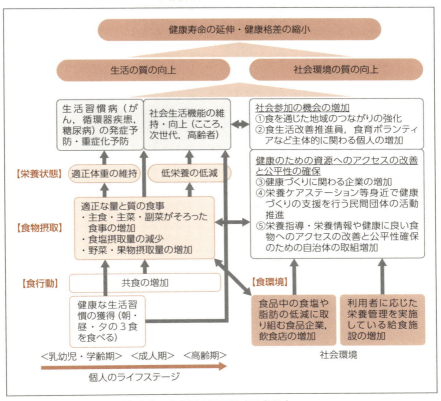

図1 健康日本21（第二次）栄養・食生活の目標設定の考え方

とが示されていることによります[2]．また，市販食品や外食の栄養成分の改善は食生活に対して無関心な層や時間等の条件により望ましい食行動を実行しにくい層も含め，多くの人に影響をもたらすことが期待されるとされています．後者の「特定給食施設の栄養管理の向上」については，わが国の研究成果で，職場の給食や栄養管理の改善（提供する食事の量と質，栄養成分表示などの利用者の食事選択のための情報提供や栄養教育）が利用者の血中脂質や体重コントロール，関連する知識・態度・行動・食事内容の改善に有効とされたことによります．特定給食施設（継続的に1回100食以上または1日250食以上の食事を供給する施設）における栄養管理は健康増進法で規定されており，今後，給食施設における取り組みが充実することで，利用者の食物摂取，栄養状態の改善にも寄与すると期待されます．

　これらの食環境整備に関する目標は，上述の栄養状態や食物摂取の目標達成に必要な

11

個人の行動変容を支援するための「環境づくり」であると同時に，健康のための資源への
アクセスの改善と公平性の確保につながり，健康格差の縮小にも寄与が期待されます．

■ 食育基本計画における重点課題としての健康寿命の延伸

　平成28（2016）年から5年計画で開始された第3次食育推進基本計画では，5つの重
点課題の1つに「健康寿命の延伸のための食育の推進」がとりあげられました[3]．具体
的には，「肥満やメタボリックシンドロームなどの過剰栄養対策」と，「若い女性のや
せおよび高齢者の低栄養という栄養不足への対策」という，栄養障害の二重負荷(double
burden of malnutrition)への対策が必要と考えられています．前者についての対策
は，平成30（2018）年から第3期に入った特定健診・特定保健指導の一層の充実によ
り成果が期待されます．後者に関しては，若い女性については母子保健事業の一環と
して，高齢者の低栄養予防はフレイル対策として新たに重点が置かれてきています．
　食育推進基本計画の具体的な目標項目および数値目標の一部は，健康日本21（第二
次）の目標と同一に設定され，国民にとって，栄養・食生活のめざす方向が政策上矛
盾なく取り組めるように配慮されています．

■ 高齢者のフレイル予防のための低栄養対策

　超高齢化が進展する日本における健康寿命延伸のためには，高齢者のフレイル予防
が喫緊の課題となっています．フレイル予防のためには，「低栄養予防」と「身体活動
の推進」，および閉じこもり予防のための「社会参加の促進」が重要です．栄養政策と
しては，平成30（2018）年の診療報酬・介護報酬の同時改定のなかで，低栄養リスク
の栄養食事指導(低栄養リスク改善加算)や，通所施設における栄養改善に関する要
件が見直され，栄養スクリーニング加算が新設されました．また，厚生労働省が平成
29（2017）年に，「地域高齢者等の健康支援を推進する配食事業の栄養管理に関するガ
イドライン」[4]を策定し，地域包括ケアシステムの構築のなかで，高齢者が適切な食
事を確保しやすい体制整備を民間事業者に求めています．
　さらには，すべての栄養施策や栄養改善活動の科学的な拠りどころとなる「日本人の
食事摂取基準2020年版」の策定では，初めて高齢者の低栄養予防・フレイル予防を視野
に入れた基準設定が行われました．このフレイル対策にも資する食事摂取基準の活用は，
政府の"骨太の方針"といわれる「経済財政運営と改革の基本方針2018」[5]のなかでも明確
に示され，国をあげて高齢者の低栄養対策を推進する体制が整ってきたといえます．

■ 食環境整備としての「健康な食事」の推進

　食環境整備については，健康日本21（第二次）の食環境に関する目標設定を受け，

厚生労働省は「日本人の長寿を支える『健康な食事』のあり方に関する検討会」を開催し，平成27 (2015) 年に，健康局長通知として「健康な食事の推進」を打ち出しました[6]．この健康局長通知のなかでは，「健康な食事」の捉え方が提示され，併せて，「生活習慣病予防その他の健康増進を目的として提供する食事について」という，国として初めて1食当たりの目安が示されました．この健康局長通知を受けた学術団体による食環境整備が，平成30 (2018) 年から全国規模で開始されています．

1）スマートミールの取り組み

その一例が，日本栄養改善学会と日本給食経営管理学会を中心に，上述の健康局長通知の目安を基本として，さらに食事摂取基準や生活習慣病関連学会の診療ガイドラインの科学的根拠を整理して決定した，「スマートミール」という取り組みです．これは，健康的な食事を継続的に，健康的な環境（受動喫煙防止や栄養情報の提供など）で提供する外食店，中食（持ち帰り弁当）事業者，事業所給食を認証する「健康な食事・食環境」認証制度です（http://smartmeal.jp/）.

審査・認証に当たるのは，上記2学会と生活習慣病関連の学会等，10を超える学術団体で構成される「健康な食事・食環境」コンソーシアムです．

平成30 (2018) 年9月に第1回認証，平成31 (2019) 年2月に第2回認証を行い，1年間で188事業者，全国で約16,000店舗が認証されました．テレビや新聞等のメディアでも複数回とりあげられ，社会的にも注目が高まっています．また，国の未来投資会議 産官協議会「次世代ヘルスケア」会合でも紹介される[6]など，国民の健康寿命延伸に向けて，その一層の普及拡大が期待されています．

文献

1) 厚生労働省．健康日本21 (第二次) の推進に関する参考資料 https://www.mhlw.go.jp/bunya/kenkou/dl/kenkounippon21_02.pdf (2019年6月3日アクセス)
2) Wang G, Labarthe D. The cost-effectiveness of interventions designed to reduce sodium intake. J Hypertens. 2011；29：1693-1699.
3) 農林水産省．第3次食育推進基本計画．https://www.mhlw.go.jp/file/06-Seisakujouhou-10900000-Kenkoukyoku/0000129496.pdf (2019年6月3日アクセス)
4) 厚生労働省．地域高齢者等の健康支援を推進する配食事業の栄養管理に関するガイドライン．https://www.mhlw.go.jp/file/06-Seisakujouhou-10900000-Kenkoukyoku/guideline_3.pdf (2019年6月3日アクセス)
5) 内閣府．経済財政運営と改革の基本方針2018．https://www5.cao.go.jp/keizai-shimon/kaigi/cabinet/2018/decision0615.html (2019年6月3日アクセス)
6) 厚生労働省．社会全体での予防・健康づくりの推進．http://www.kantei.go.jp/jp/singi/keizaisaisei/miraitoshikaigi/sankankyougikai/healthcare/dai2/siryou3.pdf (2019年6月3日アクセス)

1章　健康寿命の延伸のための（口腔保健・栄養に関する）健康政策

日本の口腔保健に関する健康政策

深井穫博

■ 背景

　日本人の平均寿命は男性81.1歳，女性87.3歳であり，90歳の生存率でみるとそれぞれ25.8％および50.2％となりました[1]．高齢者が総人口に占める割合では，65歳以上27.7％，75歳以上で13.8％に達しています[2]．

　このように超高齢社会となっている一方，わが国の健康寿命の測定に用いられる「健康上の問題が日常生活に影響を及ぼしている」者の割合は75歳で約30％，85歳で約50％に上ります[3]．また，高齢社会における大きな健康課題である認知症の有病率は75歳以上で急速に高まり，95歳以上の約80％に認知症がみられると報告されています[4]．そして日本人の健康寿命と平均寿命との間には男性で約9年，女性では約12年の開きがあります．

　国民皆保険・皆年金制度を達成しているわが国では，高齢化は社会保障制度の維持のための財政負担をもたらすので，健康寿命の延伸は国の健康政策の柱の1つとなっています．この政策目標の中で，生活習慣病（非感染性疾患：non-communicable diseases：NCDs）と要介護状態・フレイルの予防は欠かすことのできない目標となります（図1）．

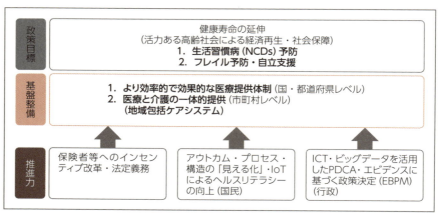

図1　現状に対する国が示す，社会保障制度安定のための処方箋

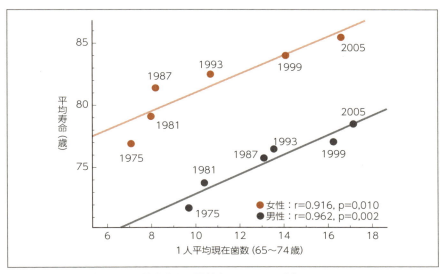

図2 日本人の現在歯数と平均寿命との関係（1975〜2005年）
歯科疾患実態調査と生命表を用いた分析[5]

図2は，日本人の平均寿命と現在歯数の変化との関係を経年的に示しています[5]．日本人の平均寿命の延伸に口腔保健が寄与してきたことは否定できません．

■ エビデンス

図3は，歯科医療・口腔保健と健康長寿との関係を示す概念的パスウェイです．健康寿命と歯科口腔保健との関係について，運動・栄養・休養等の健康増進因子と生活習慣病（NCDs）と要介護原因などの健康阻害因子との関係を視覚的に示しています[6]．

歯科口腔保健が健康長寿に寄与するメカニズムは，食生活・栄養に関わるものと，口腔衛生状態の悪化や歯周病をはじめとする口腔に起因する持続的炎症が原因と考えられます．

歯・口の健康状態を測る指標として最も広く用いられる歯数の低下は，健康な食生活を営む上で直接的な影響を及ぼします．また歯を失う主な原因はう蝕と歯周病が重症化した結果なので，長期間にわたるこれらの疾患の影響が蓄積した結果を示しています．

例えば40歳以上の約5,700名の地域住民を対象とした15年間の追跡調査で，しっかり噛むために必要な歯数（機能歯数10歯以上）を有している人はそうでない人に比べて生存率が高くなっています（図4）[7]．特に，男性では全年齢層で交絡因子を調整

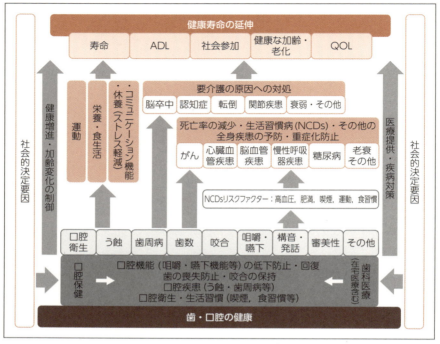

図3 歯科医療・口腔保健と健康寿命の概念的パスウェイ[5]

しても生存率は約1.4倍高まります．また，歯周病や歯数と糖尿病，がん，脳血管疾患などの生活習慣病（NCDs）や肥満などそのリスクとの関係も報告されるようになってきました[8]．全国の歯科患者約1万人を3年間追跡した最近の報告でも，歯数が多い人では明らかに生活習慣病の発病リスクが低下し，定期歯科受診をしている人もその傾向が認められます（図5）[9]．

要介護状態の原因との関係では，65歳以上を対象とした追跡調査で何でも噛める人に比べて噛めるものに制限がある人は，要介護状態になるリスクが1.3倍に高まると報告されています[10]．認知症との関係でも，4年間の追跡調査で歯が20本以上ある人に比べて自分の歯がほとんどなく義歯も使っていない人は認知症になるリスクが1.9倍高いことが示されています[11]．

また，フレイルとの関係を示した最近の調査では，65歳以上の高齢者を対象とした調査で，①半年前に比べて硬いものが噛みにくくなった，②お茶や汁物でむせることがある，③現在の歯数が20本未満，④滑舌の低下，⑤噛む力が弱い，⑥舌の力が弱い，という6項目のうち3項目以上該当する人をオーラルフレイルと定義した場合，

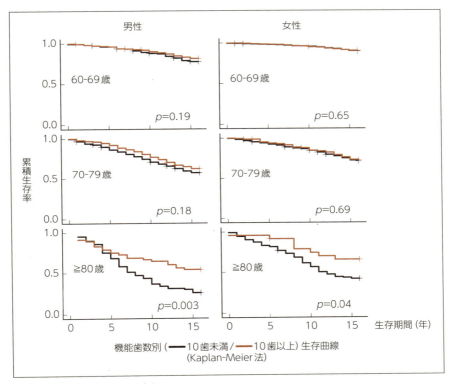

図4 歯を失うと寿命が短くなる
宮古島住民（40歳以上5,730名）15年間コホート調査[7]

4年間の追跡調査で，オーラルフレイルの人はそうでない人に比べて，身体的フレイルで2.4倍，生存率で2.2倍リスクが高まることが報告されています[12]．

■ 実践（健康施策）

歯科口腔保健の健康施策における位置づけは，2011年に制定された歯科口腔保健法に基づき，健康日本21（第二次，2013～2022年）以降，健康寿命延伸，NCDs予防および高齢者の健康保持に運動，栄養・食生活，禁煙，飲酒に加えて歯科口腔保健が基本要素と位置づけられています（図6）．このなかで，歯・口腔の健康指標は，高齢者の咀嚼状況，歯の喪失状況，中高年の歯周病，小児のう蝕，歯科検診（健診）受診状況が用いられています．

このような歯科単独の指標を政策評価に位置づけるだけでなく，歯科口腔保健が生活習慣病（NCDs）と要介護・フレイル予防の施策のなかに組み込まれるようになって

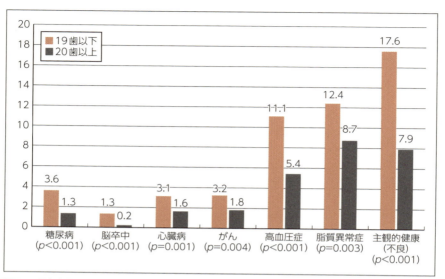

図5 現在歯数別疾患別発症者および主観的健康状態悪化者の割合
(全年齢，男女総数) 3年間追跡調査結果[9]

```
┌─────────────────────────────────────────────────────┐
│ 1  健康寿命の延伸と健康格差の縮小                    │
├─────────────────────────────────────────────────────┤
│ 2  生活習慣病の発症予防と重症化予防の徹底：          │
│    NCD (非感染性疾患) の予防                         │
│    がん，循環器疾患，糖尿病及びCOPD (慢性閉塞性肺疾患) │
├─────────────────────────────────────────────────────┤
│ 3  社会生活を営むために必要な機能の維持及び向上      │
│    「こころの健康」，「次世代の健康」，「高齢者の健康」│
├─────────────────────────────────────────────────────┤
│ 4  健康を支え，守るための社会環境の整備              │
│    地域のつながりの強化，健康づくりに自発的に取り組む企業等への情報提供・取組評価の推進等 │
├─────────────────────────────────────────────────────┤
│ 5  栄養・食生活，身体活動・運動，休養，飲酒，喫煙及び歯・口腔の健康に関する │
│    生活習慣及び社会環境の改善                        │
│                                                      │
│    栄養・食生活，身体活動・運動，休養，飲酒，喫煙及び歯・口腔の健康は，上記1から4までの │
│    基本的な方向を実現するため，国民の健康増進を形成する基本要素 │
└─────────────────────────────────────────────────────┘
```

図6 健康日本21 (第二次) 国民の健康の増進の推進に関する基本的な方向
(2012年7月10日，厚生労働大臣告示「国民の健康の増進の総合的な推進を図るための基本的な方針」)

きています．具体的には，下記の施策が実施されています．

(1) がん施策：がん診療の質を高めるために（外科療法，化学療法，放射線療法の有害事象の予防），がん専門病院と地域の歯科医療機関の全国医科歯科連携事業（2013～）

(2) 認知症施策（新オレンジプラン）：認知症および認知機能の低下の発症予防・早期発見における地域歯科医療機関の役割が明示（2015～2025）

(3) 糖尿病施策：糖尿病性腎症の重症化予防プログラムに，歯周病予防および食生活指導の改善のための口腔機能の評価を行うことが基本的考え方となった（2016～）

(4) 高齢者フレイル施策：高齢者の保健指導のプログラムに口腔機能の保持・増進が位置づけ（2017～）

(5) メタボリックシンドローム（NCDs予防）施策：40歳以上の全被保険者に対する健診・保健指導プログラムに歯科口腔の評価が位置づけ（2018～）

このような施策のなかで，いずれも健康な食生活を図るための歯科口腔保健の役割が期待されています．

文献

1) 厚生労働省．2017年簡易生命表．
2) 内閣府．2018年高齢社会白書．
3) 厚生労働省．国民生活基礎調査，2016年．
4) 朝田 隆．都市部における認知症有病率と認知症の生活機能障害への対応，厚生労働科学研究補助金認知症対策総合研究事業総合研究報告書，2013．
5) Fukai K. Future directions for research on the contributions of dental and oral health to a healthy aging society, Health Science Health Care. 2013；13：39-42.
6) Fukai K, Takiguchi T, Sasaki H. Dental health and longevity. Geriatr Gerontol Int. 2010；10：275-276.
7) Fukai K, Takiguchi T, Ando Y, et al. Functional tooth number and 15-year mortality in a cohort of community-residing older people, Geriatr Gerontol Int. 2007；7：341-347.
8) 深井穫博ほか編．健康長寿社会に寄与する歯科医療・口腔保健のエビデンス 2015，日本歯科医師会，2015．
9) 深井穫博，古田美智子，相田 潤，ほか．歯科患者の口腔保健状態と全身の健康状態との関連―8020推進財団 歯科医療による健康増進効果に関する研究（3年間追跡調査）―．日本歯科医学会誌．2019，38：84-93．
10) Aida J, Kondo K, Hirai H, et al. Association between dental status and incident disability in an older Japanese population. J Am Geriatr Soc. 2012；60（2）：338-343.
11) Yamamoto T, Kondo K, Hirai H, et al. Association between self-reported dental health status and onset of dementia：a 4-year prospective cohort study of older Japanese adults from the Aichi Gerontological Evaluation Study（AGES）Project. Psychosom Med. 2012；74（3）：241-248.
12) Tanaka T, Takahashi K, Hirano H, et al. Oral Frailty as a Risk Factor for Physical Frailty and Mortality in Community-Dwelling Elderly.. J Gerontol A Biol Sci Med Sci. 2018；73（12）：1661-1667.

2章

ライフコースにおける
栄養の特性

2章 ライフコースにおける栄養の特性

健康と栄養

新開省二・成田美紀

■ 背景

人の成長期，成人期および高齢期のいずれにおいても，適切な栄養を摂取することは，健康上極めて重要です．健康寿命の延伸を図るためには，ライフコースを見据えた健康対策・栄養対策が大切です．

医学の領域ではその対極に疾病があるため，人の健康は疾病の有無およびその重症度で評価されてきました．一方，WHOが提唱するHealthy Ageing（ヘルシーエイジング）の概念では，それぞれの個人が潜在的にもっている能力（intrinsic ability）や機能的健康（functional health）が重視されています．健康寿命とは生活機能が自立している期間をさすので，それを支える機能的健康は極めて重要な概念です．

この機能的健康に影響を与える二大要因は，NCDs（non-communicable diseases，非感染性疾患）などの疾病と，心身機能の加齢変化です．したがって，健康寿命を延伸するためには疾病の予防や管理のほかに，高齢期の心身機能の加齢変化を抑制することが大切です．高齢期の栄養のあり方として，この心身機能の加齢変化を抑制する，すなわち「老化制御」という視点が重要となります．

本項では，NCDsと心身機能の加齢変化に対する，ライフコースを通じた栄養対策を考えます．

■ エビデンス

NCDsのリスクは，成人期に決まるだけでなく，青年期，胎児期～幼小児期と遡り，より早期に始まる可能性が高いとされています（Developmental Origins of Health and Disease：DOHaD）[2]．例えば，胎児期から出生後早期の環境，特に低栄養・発育遅延や，幼少期における急激な成長が，肥満，高血圧，2型糖尿病，循環器疾患などNCDsのリスク要因にあげられています（**図1**）[3~5]．また，経済発展や近代化による生活水準の向上は，NCDsを直接的・間接的に引き起こすような有害な食事や身体活動パターンにつながりやすく，実際に，食料生産の工業化によって，脂肪（特に飽和脂肪酸）やたんぱく質が多く，多糖類（複合糖質）が少ない食事がもたらされました[5]．

一方，心身機能の加齢変化においても，ライフコースにわたる対応が必要です．高

健康と栄養

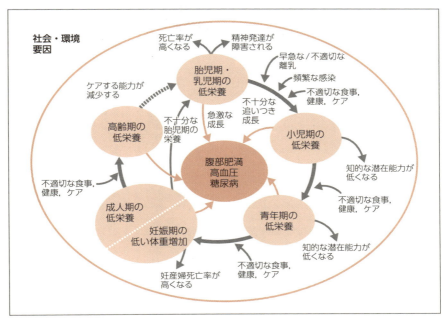

図1　ライフコースを通じた栄養問題の因果関係

（ACC/SCN, 2000[4]）を一部加筆）[5]

齢者の生活機能を決定する要素として，身体的，精神的な内在的能力（intrinsic ability）とそれに環境要因が加わって決まる機能的能力（functional ability）があります．加齢に伴い双方の能力は低下する傾向にありますが，人生の選択やライフコースにおけるさまざまな介入によってそれら軌跡（trajectory）が決定します．図2では，比較的高く安定した能力をもつもの，能力が低下していくもの，能力を失った障害のあるものについて，機能的能力と内在的能力を最適化するための取り組みを示しています[6]．心身機能の加齢変化への栄養対策は，機能的能力を保持・増進するような栄養や食事へのサポートへと転換していく必要があります（詳細は「2章：フレイルの観点（低栄養等）から」を参照）．

■ 実際

　NCDsの予防における栄養対策として，ライフステージに応じた適切な栄養や食品の摂取に加え，それをサポートする食環境の整備が求められています．FineとKotelchuckにより提案されたT2E2モデルは，①Timeline（時間の流れ）：今日の暴露は次世代の健

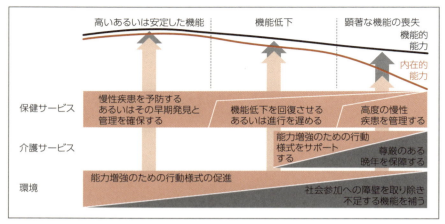

図2 ヘルシー・エイジングのための公衆衛生の枠組：ライフコースにわたる公衆衛生の取り組みのための機会(WHO, 2015)[6]

康に影響する，②Timing（時期）：健康の軌跡は特定時期に影響を受けやすい，③Equity（公平性）：健康の不公平は遺伝学や個人の選択より大きく反映する，④Environment（環境）：環境は健康になる能力に強く影響する，の4つの要素から構成されています[7].

具体策として，①ヘルスケア，学校健康教育，地域や労働環境における健康プログラムにNCDsのスクリーニングと栄養教育を統合し，継続的に実施することで，NCDsの予防に焦点を当てること，②母乳育児を促進し，幼児期や青年期など生活習慣形成に重要な時期に健康を増進する食品摂取を保証すること，妊娠前・妊娠期の栄養を改善すること，③公平性を確保するために学校給食プログラムへの参加者を増やすこと，食糧不安，栄養不足および栄養関連のNCDsを減少させること，④保育園や保育所，学校や地域で提供される食品の質を高める環境を整備すること，をあげています[8].

心身機能の加齢変化への対策は，①内在的能力の維持，②内在的能力が減退しつつある場合でも，機能的能力を維持するための生活環境，生活習慣，保健・介護予防サービス，社会環境の整備が必要です[6]．また，ヘルシーエイジングを実現するため，高齢になっても住み慣れた地域でいつまでも生活できるような，個人的アプローチ手法や社会システムの創出が求められています．国内では，2000年より介護保険法が施行され，また，2006年から介護予防地域支援事業が始まり，ハイリスク者に対して運動器機能向上，口腔機能向上，栄養改善などの予防プログラムが実施されました．それから10年が経過し，高齢者が地域で自立した生活を営むことができるよう，医療，介護，予防，住まい，生活支援サービスを切れ目なく提供する地域包括ケアシステムが求められています．2015年改正では，市町村が中心となり，住民等が

健康と栄養

参画して多様なサービスを提供することや，地域の支え合い体制づくりを推進して要支援者等に対する効果的/効率的な支援をめざす介護予防・日常生活支援総合事業が始まりました[9]．ここでは，身体機能，口腔機能，栄養などに関する多職種による連携が求められています．地域では，生活習慣病の管理に加えて「習慣的な運動実践」，「たんぱく質をはじめとした多様な栄養摂取」，「活発な外出・社会参加」を推進していく取り組みが行われています[10]．

■ まとめ

適切な栄養を摂取することは，ライフコースのいずれの時期においても，健康上きわめて重要です．たとえば，成人期ではNCDsの予防の観点から適正体重の確保とバランスのよい栄養摂取が求められます．一方，高齢期では機能的能力を最大化する観点から，たんぱく質をはじめとした多様な栄養摂取（＝栄養素密度の高い食事）が求められます．現在，これら適切な栄養摂取をサポートする食環境や社会制度の整備が進められています．

文献

1) 公益財団法人 ライフサイエンス振興財団 平成28年度版 ジェントロジー（老年学）における健康長寿に関する研究の動向と今後の展望.
http://www.lifesci-found.com/docs/doukou-tyousa28.pdf（2019年4月15日アクセス）.

2) Gluckman PD, Hanson MA. Living with the past：evolution, development, and patterns of disease. Science. 2004；305：1733-1736.

3) 藤原武男. ライフコースアプローチによる胎児期・幼少期からの成人疾病の予防. 保健医療科学. 2007；56（2）：90-98.

4) ACC/SCN. Fourth Report on the World Nutrition Situation. Geneva：ACC/SCN in collaboration with IFPRI；2000.

5) Hill D, Nishida C, James WPT. A life course approach to diet, nutrition and prevention of chronic diseases. Public Health Nutr. 2004；7（1A）：101-121.

6) World Health Organization. Opportunities for taking public-health action to ensure Healthy Ageing. In World report on aging and health. Geneva：WHO；2015.
https://www.who.int/ageing/events/world-report-2015-launch/en/（2019年4月15日アクセス）.

7) Fine A, Kotelchuck M. Rethinking MCH. The life course model as an organizing framework. In US Department of Health and Human Services（Ed.）. Washington, DC：Health Resources and Services Administration, Maternal and Child Health Bureau；2010.

8) Herman DR, Baer MT, Adams E, et al. Life course perspective：Evidence for the role of nutrition. Matern Child Health J. 2014；18（2）：450-461.

9) 厚生労働省. 総合事業（介護予防・日常生活総合事業）.
https://www.mhlw.go.jp/stf/seisakunitsuite/bunya/0000192992.html（2019年4月15日アクセス）.

10) Seino S, Kitamura A, Tomine Y, et al. A community-wide intervention trial for preventing and reducing frailty among older adults living in metropolitan areas：Design and baseline survey for a study integrating participatory action research with cluster trial. J Epidemiol. 2019；29（2）：73-81.

2章　ライフコースにおける栄養の特性

NCDsの観点（過栄養等）から

成田美紀

■ 背景

世界保健機関（WHO）は、「不健康な食事や運動不足、喫煙、過度の飲酒等の原因が共通し、生活習慣の改善により予防可能な疾患」を非感染性疾患（non-communicable diseases：NCDs）と定義し、食事が関与するNCDsに2型糖尿病、心血管疾患、がん等があります[1]。NCDsのリスク因子として、栄養面では飢餓、発育不全、微量栄養素欠乏などの低栄養と、過体重・肥満が共存しており、この状態を栄養障害の二重負荷（double burden of malnutrition：DBM）とよんでいます[2]。不健康な食事は低栄養と生活習慣病、双方の原因になることから、低栄養、食事、NCDsは密接に関連しています[3]。

日本では、国民健康づくり対策の1つとして、生活習慣病の発症予防と重症化予防の徹底（NCDsの予防）が掲げられています[4]。生活習慣病は、「食習慣、運動習慣、休養、喫煙、飲酒等の生活習慣がその発症・進行に関与する疾患群」と定義され[5]、生活習慣の蓄積が発症に大きく関与していることから、ライフコースにおける栄養特性を把握することが重要となっています。

■ エビデンス

世界では、2014年時点で約4億6,200万人が低体重である一方、19億人が過体重、うち6億人が肥満で、2億6,400万人の再生産年齢の女性が鉄欠乏性貧血にさらされています[6,7]。また、2017年時点で5歳未満の子供のうち推定4,100万人が過体重・肥満、1億5,500万人が発育不全（慢性栄養不良または再発性低栄養による低身長）にあります（図1）[8]。ほとんどの低・中所得国で小児の過体重・肥満が急速に増加する一方、5歳未満の死因の約45%が栄養関連要因となっています[6,9]。

日本のNCDs発症状況において、戦後は高血圧や総コレステロール低値による脳出血などの脳血管疾患の発症リスクが高く、背景に高塩分、高糖質、低脂質、低動物性たんぱく質という特徴を持つ食生活であったことが考えられます[10]。栄養素等の摂取状況は、高度経済成長期に脂肪や動物性たんぱく質摂取量が増加、1970年代に総エネルギー摂取量が最多になった後減少に転じ、脂質やたんぱく質摂取量はほぼ横ば

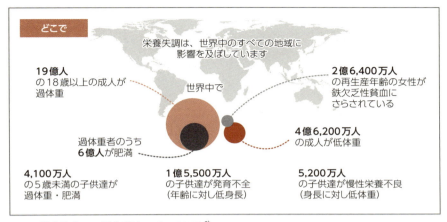

図1　栄養障害の二重負荷（WHO, 2017）[2]

い，または微増しました（図2）[11]．現在は肥満，糖尿病，脂質異常の増加と脳梗塞や虚血性心疾患が新たな課題にあがっています．食塩摂取量は減少傾向ですが目標値に達しておらず，カリウム摂取量も低下傾向にあり，高血圧に関しては継続した対策が必要とされています．

日本は他国と比較して肥満は少ない状況ですが，BMIにおける年次推移をみると，男性は増加の一方，若年女性は減少しています（図3）[11]．したがって，男性は肥満対策，女性はやせ対策と次世代への健康影響を配慮する必要があり，性や年代でNCDsへの対策が異なることが伺えます．

■ 実際（指導法，評価法，説明法など）

WHOでは，DBMの背景要因として「エピジェネティクス」，「若年期の栄養」，「社会経済学的要因」，「人々を取り巻く環境」，「フードシステム」の5つをあげています[2]．これを受け，持続可能な開発目標（sustainable development goals：SDGs）の各目標と栄養を結びつけることにより，栄養不足のリスクを低減させると共に肥満およびNCDsと対になる不健康な食事を減らす行動としてdouble-duty action（二重責務行動）を実施しています[13]．double-duty actionにおいて共有可能なプラットフォームとして，「食事摂取基準」，「医療制度」，「人道援助と緊急栄養プログラム」，「肥満・NCDs・栄養における栄養レベルの施策」，「都市の食料施策・制度」，「社会保障」の6つを取り上げ，二重責務を達成するための潜在的可能性がある行動として，「母乳育児の保護・推進」，「乳幼児期における適切な食品摂取の推進」，「妊娠期の栄養と健康

2章 ライフコースにおける栄養の特性

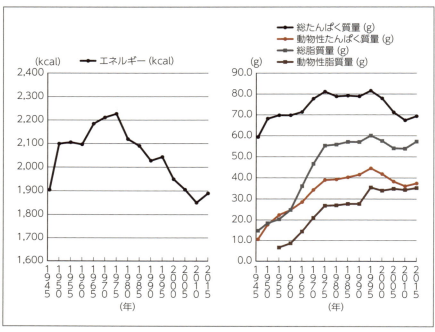

図2　栄養素等摂取状況の年次推移（5年毎，1945～2015年）

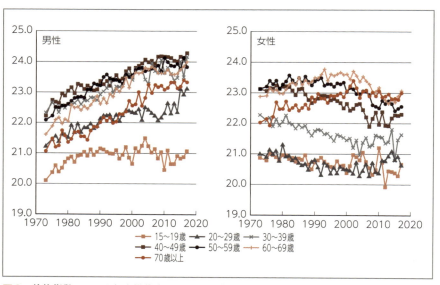

図3　体格指数（BMI）の年次推移（1973～2017年）

管理」,「学校での食料施策やプログラム」,「マーケティング規制」を掲げています.

　日本では, 健康日本21 (第二次) の「栄養・食生活」において, NCDsの予防のために, 適正体重の維持と低栄養の低減を目指した取り組みが行われ, 目標設定として,「主食・主菜・副菜を組み合わせた食事が1日2回以上の日がほぼ毎日の者の割合が増加する」,「野菜摂取量の増加」,「食塩摂取量の減少」の3項目を掲げています[4].

　スマート・ライフ・プロジェクトでは,「適度な運動」,「適切な食生活」,「禁煙・受動喫煙防止」,「健診・検診受診」をテーマに健康づくりに取り組む企業・団体・自治体を支援し, 高齢化の進展および疾病構造の変化を踏まえNCDsを予防することで, 国民の健康寿命の延伸と健康格差の縮小を図り, 健やかで心豊かに生活できる活力ある社会の実現を目指した取り組みを行っています[13].「適切な食生活」において, 自治体実施による野菜摂取量増加に向けた取り組み(東京都足立区), ボランティア団体による減塩に向けた取り組み(山梨県食生活改善推進員連絡協議会), 複数の学会・企業による健康な食事・食環境(スマートミール)認証制度など, 健康無関心層も自然に健康になれる社会づくりの取り組みや, 所得水準や地域・職域によらず, 各種の健康指標の格差が解消される取り組みを行うことで健康な食事や運動ができる環境整備を目指す動きもみられています(**表1**).

　また, 次世代の健やかな生活習慣形成等に関する施策としては, 主に健康日本21 (第二次)[4]と健やか親子21 (第2次)[14]があります. 近年, 若年女性のやせ対策と次世代への健康影響を鑑み,「まるのうち保健室」[15]など働く女性に対する企業での取り組みも生まれています.

　更年期等女性ホルモンの影響を強く受ける世代および妊婦・授乳婦を除く首都圏で働く20〜30歳代の女性(2014年度749名, 2015年度212名)を対象に, 食事や健康状態を把握する調査を実施しました. 就労女性の家族構成, 労働時間, 経済状況, 体型, 月経状況, 不定愁訴, 食品・栄養摂取状況, 調理に対する自信(食事づくり力)などさまざまな健康課題とその背景を抽出し, 2016年度には参加者352名を二群に分け, ①働く女性が健康的に過ごすことができるための情報提供, ②6つの習慣で構成されるメソッド, ③目標設定による介入を約1か月間実施しました. その結果, 対照群と比較して情報提供と環境整備をセットで実施した介入群では生活習慣の変化が見られ, 朝食欠食率の減少と, BMI・体脂肪の少ない体型の女性に有意な体重増加がみられたことが報告されています.

■ まとめ

　本項では, NCDsと食事の関係について低栄養・過栄養の栄養障害の二重負荷(DBM)があること, その国内外での現状と課題, 生活習慣病の発症予防と重症化予

2章　ライフコースにおける栄養の特性

表1　国民の健康寿命の延伸に向けた栄養・食生活の取り組み事例

名称（団体名）	目的	背景	実施内容
住んでいるだけで自ずと健康に！「あだちベジタベライフ〜そうだ，野菜を食べよう〜」（東京都足立区）	「野菜摂取量の増加」・糖尿病対策に重点を絞り，区民の生活の質の向上と健康寿命の延伸を目指す	・区民の野菜摂取量が国の目標より100g以上少ないというデータに注目・特に区の調査で推定野菜摂取量が少ない世代として判明した20代，30代の男性は外食や中食が多い	・区内の飲食店に協力を求め，ラーメンや焼肉を注文しても自ずと食前ミニサラダが出てくるような「ベジファーストメニュー」を提供した・一食で野菜が120g以上摂れる「野菜たっぷりメニュー」などが提供される「あだちベジタベライフ協力店」を置いた
食塩摂取量全国1位からの脱却！「私達の健康は私達の手で」健康づくりのボランティア活動（山梨県　食生活改善推進員連絡協議会	「食塩摂取量の減少」	・ソーシャルキャピタルの重要性が示され，地域のつながりを重要視される中で，原点となるコミュニティー単位である「家庭」での減塩活動と捉える	・会員が各家庭を訪問し，デジタル塩分測定器等を用いて「みそ汁の塩分濃度」の測定を実施・結果がその場ですぐに数値として表れるため，対象者にもわかりやすくアドバイスが可能・塩分測定の結果を市町村別みそ汁塩分マップとして分かりやすく視覚化・地域，県全体へと広がっていく活動となっている
健康な食事・食環境（スマートミール）認証制度（「健康な食事・食環境」コンソーシアム※）※日本栄養改善学会を中心とする生活習慣病関連学会や関連企業等で形成	「主食・主菜・副菜を組み合わせた食事が1日2回以上の日がほぼ毎日の者の割合が増加する」	・健康寿命の延伸のためには，国民が，信頼できる情報のもとで，栄養バランスのとれた食事を日常的にとることが可能な環境を整備していくことが重要・食を通じた社会環境の整備に向けて，平成27年9月に厚生労働省より，「健康な食事」に関する通知を地方自治体および関係団体宛に発出	認証基準を設け，下記の必須項目を満たす場合は★，必須項目に加えてオプション項目の該当数によりは★★または★★★を付与【必須項目】①スマートミール（基準に合った食事）の提供②スマートミールの情報提供③スマートミールに関する選択時のプロモーション④スマートミールの選択に必要な栄養情報等の情報提供⑤店舗等内におけるスマートミールの説明等対応⑥管理栄養士・栄養士のスマートミールへの関与⑦店舗等内の禁煙状況（外食・給食のみ該当項目）【オプション項目】・スマートミールの栄養成分表示・スマートミールの複数提供・スマートミールの選択に関するインセンティブ・減塩の調味料の提供等（オプション項目：計18項目）

（「社会全体での予防・健康づくりの推進」（厚生労働省，平成30年11月16日（金）資料より作成）[13]

防の徹底（NCDsの予防）に向けた取り組みを紹介しました．疾病を予防するために
は，次世代の健やかな生活習慣形成を含む個人の予防や健康づくりに関する行動変容
につなげる取り組みを行いつつ，予防・健康づくりに関係する地域の関係者の連携
や，自然に健康になれる環境づくりも併せて推進が求められます．

文献

1) World Health Organization. Noncommunicable diseases.
https://www.who.int/news-room/fact-sheets/detail/noncommunicable-diseases（2019年4月15日
アクセス）.
2) World Health Organization. The double burden of malnutrition：policy brief；2017.
https://www.who.int/nutrition/publications/doubleburdenmalnutrition-policybrief/en/（2019年
4月15日アクセス）.
3) United Nations System Standing Committee on Nutrition（UNSCN）. Non-communicable
diseases, diets and nutrition.
https://www.unscn.org/uploads/web/news/document/NCDs-brief-EN-WEB.pdf（2019年4月15
日アクセス）.
4) 厚生科学審議会地域保健健康増進栄養部会　次期国民健康づくり運動プラン策定専門委員会．健
康日本21（第2次）の推進に関する参考資料．2012.
http://www.mhlw.go.jp/bunya/kenkou/dl/kenkounippon21_02.pdf（2019年4月15日アクセス）.
5) 厚生労働省．平成26年度厚生労働白書.
https://www.mhlw.go.jp/wp/hakusyo/kousei/14/（2019年4月15日アクセス）.
6) NCD Risk Factor Collaboration. Trends in adult body-mass index in 200 countries from 1975 to
2014：a pooled analysis of 1698 population-based measurement studies with 19・2 million
participants. The Lancet. 2016；387（10026）：377-1396. doi：10.1016/S0140-6736（16）30054-X.
7) The global prevalence of anaemia in 2011. Geneva：World Health Organization；2015.
http://apps.who.int/iris/bitstream/10665/177094/1/9789241564960_eng.pdf（2019年4月15日アク
セス）.
8) Levels and trends in child malnutrition. UNICEF/WHO/World Bank Group joint malnutrition
estimates. Key findings of the 2017 edition. New York/Geneva/Washington DC：The United
Nations Children's Fund, the World Health Organization and the World Bank Group；2017.
9) World Health Organization. Children：reducing mortality.
http://www.who.int/mediacentre/factsheets/fs178/en/（2019年4月15日アクセス）.
10) 日本疫学会編．疫学ハンドブック・重要疾患の疫学と予防．南江堂，1998.
11) 厚生労働省．国民栄養調査/国民健康・栄養調査．1945-2015.
12) World Health Organization. Double-duty actions for nutrition：policy brief；2017
https://www.who.int/nutrition/publications/double-duty-actions-nutrition-policybrief/en/（2019
年4月15日アクセス）.
13) 厚生労働省．社会全体での予防・健康づくりの推進.
https://www.kantei.go.jp/jp/singi/keizaisaisei/miraitoshikaigi/sankankyougikai/healthcare/
dai2/siryou3.pdf（2019年4月15日アクセス）.
14) 厚生労働省．「健やか親子21（第2次）」について検討会報告書.
https://www.mhlw.go.jp/stf/shingi/0000041585.html（2019年4月15日アクセス）.
15) 三菱地所グループ．食育丸の内「まるのうち保健室」.
https://shokumaru.jp/project/healthcare/page/2/（2019年4月15日アクセス）.

2章　ライフコースにおける栄養の特性

フレイルの観点（低栄養等）から

横山友里

■ 背景

　高齢期における「健康」は，疾病の有無のみならず，機能的な健康が重視され，近年「フレイル」という概念が注目されています．フレイルとは，高齢期に生理的予備能が低下することで種々のストレスに対する脆弱性が亢進し，生活機能障害，要介護状態，死亡などさまざまな負の健康アウトカムを起こしやすい前障害状態のことです（図1）[1,2]．フレイルには，適切な介入により再び健常な状態に戻るという可逆性が含まれていることから，要介護状態に至る前のフレイルの状態で適切な介入・支援ができれば，要介護状態の予防または先送りが期待できます．したがって，高齢者の健康余命を効果的に延伸するためには，フレイルの予防が重要となります．

■ エビデンス

　栄養・食はフレイルに対する改変可能な要因の1つとして注目され，地域在住高齢者を対象としたこれまでの栄養疫学研究により，栄養・食とフレイルとの関連が検討されています．Lorenzo-Lópezらが報告したシステマティックレビュー（系統的レ

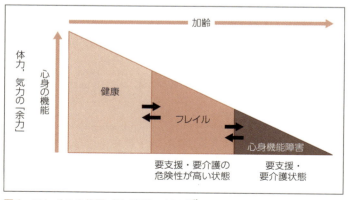

図1　フレイルの位置づけ（葛谷，2009）[2]

フレイルの観点（低栄養等）から

簡易栄養状態評価表
Mini Nutritional Assessment-Short Form
MNA®

Nestlé
NutritionInstitute

氏名：

性別：　　　　年齢：　　　　体重：　　　　kg　身長：　　　　cm　調査日：

下の□欄に適切な数値を記入し、それらを加算してスクリーニング値を算出する。

スクリーニング

A 過去3ヶ月間で食欲不振、消化器系の問題、そしゃく・嚥下困難などで食事量が減少しましたか？
　0 = 著しい食事量の減少
　1 = 中等度の食事量の減少
　2 = 食事量の減少なし

B 過去3ヶ月間で体重の減少がありましたか？
　0 = 3 kg 以上の減少
　1 = わからない
　2 = 1～3 kg の減少
　3 = 体重減少なし

C 自力で歩けますか？
　0 = 寝たきりまたは車椅子を常時使用
　1 = ベッドや車椅子を離れられるが、歩いて外出はできない
　2 = 自由に歩いて外出できる

D 過去3ヶ月間で精神的ストレスや急性疾患を経験しましたか？
　0 = はい　　　2 = いいえ

E 神経・精神的問題の有無
　0 = 強度認知症またはうつ状態
　1 = 中程度の認知症
　2 = 精神的問題なし

F1 BMI (kg/m²)：体重(kg)÷[身長 (m)]²
　0 = BMI が19 未満
　1 = BMI が19 以上、21 未満
　2 = BMI が21 以上、23 未満
　3 = BMI が 23 以上

BMI が測定できない方は、F1 の代わりに F2 に回答してください。
BMI が測定できる方は、F1 のみに回答し、F2 には記入しないでください。

F2 ふくらはぎの周囲長(cm)：CC
　0 = 31cm未満
　3 = 31cm以上

スクリーニング値
（最大：14ポイント）

12-14 ポイント：　　栄養状態良好
8-11 ポイント：　　低栄養のおそれあり (At risk)
0-7 ポイント：　　低栄養

Ref.　Vellas B, Villars H, Abellan G, et al. Overview of the MNA® - Its History and Challenges. J Nutr Health Aging 2006;10:456-465.
　　　Rubenstein LZ, Harker JO, Salva A, Guigoz Y, Vellas B. Screening for Undernutrition in Geriatric Practice: Developing the Short-Form Mini Nutritional Assessment (MNA-SF). J. Geront 2001;56A: M366-377.
　　　Guigoz Y. The Mini-Nutritional Assessment (MNA®) Review of the Literature - What does it tell us? J Nutr Health Aging 2006; 10:466-487.
　　　Kaiser MJ, Bauer JM, Ramsch C, et al. Validation of the Mini Nutritional Assessment Short-Form (MNA®-SF): A practical tool for identification of nutritional status. J Nutr Health Aging 2009; 13:782-788.
　　　® Société des Produits Nestlé, S.A., Trademark Owners
　　　© Société des Produits Nestlé SA 1994, Revision 2009.
　　　さらに詳しい情報をお知りになりたい方は、www.mna-elderly.com にアクセスしてください。

図2　簡易栄養状態評価表（MNA®-SF）

ビュー）においては，エネルギー源栄養素（たんぱく質，脂質，炭水化物），微量栄養素（ビタミン，ミネラル），食事由来の抗酸化能，食事の質・パターンのほか，低栄養〔低栄養のスクリーニングツールであるMNA®またはMNA®-Short Form（**図2**）を

33

2章　ライフコースにおける栄養の特性

表1　国民健康・栄養調査からみた主要な栄養素等摂取量，食品群摂取量の平均値（男性）[4]

	65-69歳 （n=2,934）	70-74歳 （n=2,692）	75-79歳 （n=1,994）	80歳以上 （n=1,768）	p for trend[*]
エネルギー（kcal）	2150±560	2058±541	1942±536	1778±516	<0.001
たんぱく質（g）	80.1±25.1	76±24.7	72.9±23.7	65.9±22.8	<0.001
豆類（g）	74.4±81.8	74.1±83.4	69.9±82.3	62.6±68.1	<0.001
野菜類（g）	344.2±194.6	333.5±190.2	314±185.6	286.3±176.1	<0.001
果実類（g）	150.9±154.2	158.5±158.6	147±145.3	139.4±151.1	0.004
魚介類（g）	117.3±92.8	106.1±85.2	106±83.4	92.4±77.4	<0.001

＊傾向性の検定（重み付け一元配置分散分析）
（2003年～2011年，男性高齢者）

表2　国民健康・栄養調査からみた主要な栄養素等摂取量，食品群摂取量の平均値（女性）[4]

	65-69歳 （n=3,494）	70-74歳 （n=2,972）	75-79歳 （n=2,504）	80歳以上 （n=2,926）	p for trend[*]
エネルギー（kcal）	1739±450	1698±442	1617±449	1502±415	<0.001
たんぱく質（g）	68.2±21.5	65.9±21	61.9±21.2	56.7±19.5	<0.001
豆類（g）	69.2±77.2	69.2±75.2	65.5±73.2	56.8±65	<0.001
野菜類（g）	326.7±181.8	314.8±177.2	299.7±171.4	267.7±158.5	<0.001
果実類（g）	175.6±156.4	172.3±151.7	158.9±160.3	135.2±141.3	<0.001
魚介類（g）	93.2±74.8	87.7±69.3	82.9±66.3	76.8±64.9	<0.001

＊傾向性の検定（重み付け一元配置分散分析）
（2003年～2011年，女性高齢者）

用いて評価〕とフレイルとの関連に関する19本の観察研究のエビデンスがまとめられています[3]．本系統的レビューに含まれる研究は横断研究（ある一時点のデータから関連を検討する研究デザイン）が中心であるなどいくつか課題はあります．しかし，現時点で得られている知見から，食・栄養の面からフレイルを予防・先送りするためには，エネルギー摂取量を満たし，毎食一定量の適切なたんぱく質摂取量を確保するとともに，抗酸化力の高い食品を摂取することにより食事の質を高めることの重要性が示唆されています[3]．

　また，高齢期の食事の特徴として，年齢階級が高いほど低栄養傾向の出現率が高くなるとともに，エネルギー摂取量を始め，多くの栄養素や食品群の摂取量が低下する傾向があることから（**表1，2**）[4]，特定の栄養素や食品群だけでなく，食事全体を考慮したアプローチが重要です．食事の質に対するアプローチ法の1つとして，「多様な食品摂取」を促すことはわが国における食生活指針のみならず，各国の栄養施策においても重点が置かれており，毎日の食事の質を豊かにするうえで極めて重要です．

フレイルの観点（低栄養等）から

①肉	点	⑥緑黄色野菜	点
②魚介類	点	⑦海藻類	点
③卵	点	⑧いも	点
④大豆・大豆製品	点	⑨果物	点
⑤牛乳	点	⑩油を使った料理	点
あなたの点数は？			点

図3　食品摂取の多様性得点[5]

食品摂取の多様性の評価指標は国内外で多数開発されていますが，国内で用いられている主な指標としては，摂取した食品数に基づく指標[5,6]のほか，食事に占める各食品群の摂取量のばらつきから食の多様性を評価する指標[7,8]などがあります．当研究所では，熊谷ら[5]が「食品摂取の多様性得点」を開発しており（**図3**），肉類，魚介類，卵類，牛乳，大豆製品，緑黄色野菜類，海藻類，果物，いも類，および油脂類の10食品群の1週間の食品摂取頻度から評価します．各食品群に対して，「ほぼ毎日食べる」に1点，「2日に1回食べる」，「週に1，2回食べる」，「ほとんど食べない」の摂取頻度は0点とし，その合計点を食品摂取の多様性得点とするものです．われわれは，フレイル・サイクルの中核として位置づけられているサルコペニアに着目して，10食品群の摂取頻度から評価した食品摂取の多様性得点と筋量と身体機能との関連を横断的・縦断的に検討しました．その結果，多様な食品を摂取している者ほど，筋肉量が多く，体力（握力や歩行速度）が高いことや[9]，その後の筋肉量や体力の低下が予防できる可能性が示唆されました（**図4**）[10]．また，われわれの最近の研究[11]からは，主食・主菜・副菜をそろえて食べる頻度が少ない群では，フレイルの該当リスクが高くなることが認められています．これらの研究結果は，フレイル予防の観点から，主食・主菜・副菜をそろえ，多様な食品を摂取することの重要性を示唆したエビデンスです．

■ 実際

「食品摂取の多様性得点」は10の食品群の摂取頻度から簡便に評価できることが特徴であり，栄養価計算などを必要としないため管理栄養士・栄養士などの専門職がいない場面でも使用可能です．チェックシートによるセルフチェックや栄養教育を通じて改善可能であることも示されており[12,13]，フレイルや介護予防のための食事評価・改善のツールとして実践現場でも広く活用されています．また，最近では，食品摂取

35

2章　ライフコースにおける栄養の特性

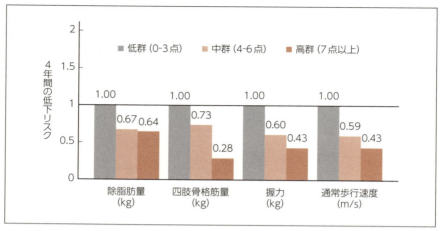

図4 食品摂取多様性得点と筋量，身体機能との縦断的関連（主な交絡要因を調整）[10]

の多様性得点をもとにスマートフォン向けの無料アプリ「バランス日記〜10食品群チェック」も開発されており[14]，新たなツールとして今後活用が期待されます．

一方，多様な食品摂取の実践にむけては，加齢に伴うさまざまな要因（咀嚼機能の低下，買い物の便・不便の問題，配偶者との死別，孤食，居住形態など）が食品摂取に影響を及ぼすことから[11-17]，これらの要因への配慮が必要です．Kwonらの8年間の追跡研究[15]では，主観的咀嚼能力が低下した者では，改善した者に比べて，前述の食品摂取の多様性得点が2点以上低下するリスクが3倍上昇することを示しており，咀嚼能力と食品摂取の密接な関連性を示唆しています．口腔保健と栄養分野の連携により，口腔機能の維持・改善を図ることが高齢期の多様な食品摂取を支えるうえで不可欠です．

■ まとめ

本項では，地域高齢者に対するフレイル予防の観点から，観察型の疫学研究で得られたエビデンスを中心に多様な食品摂取の重要性や高齢期の食を通じたフレイル予防の実際について解説しました．多様な食品摂取と口腔機能は密接に関連していることからも，今後，口腔保健と栄養分野の連携による高齢期のフレイル予防の推進が期待されます．

文献

1) Morley JE, Vellas B, van Kan GA, et al. Frailty consensus：a call to action. J Am Med Dir Assoc. 2013；14（6）：392-7.

2) 葛谷雅文. 老年医学におけるSarcopenia & Frailtyの重要性. 日老医誌. 2009；46：279-285.

3) Lorenzo-López L, Maseda A, de Labra C, et al. Nutritional determinants of frailty in older adults：A systematic review. BMC Geriatr. 2017；17（1）：108.

4) 横山友里，北村明彦，川野 因，新開省二. 国民健康・栄養調査からみた日本人高齢者の食物摂取状況と低栄養の現状. 日食育会誌. 2018；12：33-40.

5) 熊谷 修，渡辺 修一郎，柴田 博. 地域在宅高齢者における食品摂取の多様性と高次生活機能低下の関連. 日公衛誌. 2003；50：1117-1124.

6) Kimura Y, Wada T, Ishine M, et al. Food diversity is closely associated with activities of daily living, depression, and quality of life in community-dwelling elderly people. J Am Geriatr Soc. 2009；57：922-924.

7) Katanoda K, Kim HS, Matsumura Y. New Quantitative Index for Dietary Diversity (QUANTIDD) and its annual changes in the Japanese. Nutrition. 2006；22：283-287.

8) Otsuka R, Kato Y, Nishita Y, et al. Dietary diversity and 14-year decline in higher-level functional capacity among middle-aged and elderly Japanese. Nutrition. 2016；32：784-789.

9) Yokoyama Y, Nishi M, Murayama H, et al. Association of dietary variety with body composition and physical function in community-dwelling elderly Japanese. J Nutr Health Aging. 2016；20 (7)：691-696.

10) Yokoyama Y, Nishi M, Murayama H, et al. Dietary Variety and Decline in Lean Mass and Physical Performance in Community-Dwelling Older Japanese：A 4-year Follow-Up Study. J Nutr Health Aging. 2017；21（1）：11-16.

11) Yokoyama Y, Kitamura A, Nishi M, et al. Frequency of Balanced-Meal Consumption and Frailty in Community-Dwelling Older Japanese：A Cross-Sectional Study. J Epidemiol. 2018；17. doi：10.2188/jea.JE20180076. [Epub ahead of print]

12) Kimura M, Moriyasu A, Kumagai S, et al.Community-based intervention to improve dietary habits and promote physical activity among older adults：a cluster randomized trial. BMC Geriatr. 2013；23；13：8. doi：10.1186/1471-2318-13-8.

13) Seino S, Nishi M, Murayama H, et al. Effects of a multifactorial intervention comprising resistance exercise, nutritional and psychosocial programs on frailty and functional health in community-dwelling older adults：A randomized, controlled, cross-over trial. Geriatr Gerontol Int. 2017；17（11）：2034-2045.

14) 地方独立行政法人東京都健康長寿医療センター研究所ホームページ，プレスリリース・研究開発. https://www.tmghig.jp/research/release/2018/1109.html

15) Kwon J, Suzuki T, Kumagai S, et al. Risk factors for dietary variety decline among Japanese elderly in a rural community：a 8-year follow-up study from TMIG-LISA. Eur J Clin Nutr. 2006；60（3）：305-311.

16) 吉葉かおり，武見ゆかり，石川みどり，ほか. 埼玉県在住一人暮らし高齢者の食品摂取の多様性と食物アクセスとの関連. 日公衛誌. 2015；62：707-718.

17) Tani Y, Kondo N, Takagi D, et al. Combined effects of eating alone and living alone on unhealthy dietary behaviors, obesity and underweight in older Japanese adults：Results of the JAGES. Appetite. 2015；95：1-8.

2章　ライフコースにおける栄養の特性

食行動と口腔保健

深井穫博

■ 背景

　う蝕と歯周病に代表される口腔疾患は，いずれも口腔細菌叢のなかのある種の細菌が異常に増殖することによって歯の周囲に歯垢（バイオフィルム）が形成され，これが原因となって発生する感染症です．一方，これらの口腔疾患の発症も予防も，その人の「行動」に左右されることが多い生活習慣病としての側面があるので，行動変容を目指す保健指導が必要です．

　そのため，口腔保健の分野では，口腔疾患の予防，特に歯垢形成を予防するための砂糖摂取・間食指導に関わる食生活指導が長く行われてきました．

　それに対して，2012年7月に告示された「健康日本21（第二次）」では，歯・口腔の健康は，栄養・食生活と並び健康寿命の延伸と健康格差の縮小，生活習慣病〔non-communicable diseases（NCDs）：がん，循環器疾患，糖尿病およびCOPD（慢性閉塞性肺疾患）〕の発症予防と重症化予防の徹底，社会生活を営むために必要な機能の維持および向上，健康を支え守るための社会環境の整備という4項目を実現し，国民の健康増進を形成する基本要素の1つと位置づけられています．この効果を高めるには，成人期の生活習慣病予防および高齢期のフレイル予防において，健康な食生活を目指す栄養分野と口腔保健分野の連携が必要です．

■ エビデンス

1）食行動およびそれに伴う食事が口腔疾患・歯の喪失に及ぼす影響

　砂糖摂取頻度および量とう蝕との関連を示すエビデンス[1-3]を基に，2015年に公表されたWHOの砂糖摂取ガイドラインでは肥満とう蝕の予防に砂糖摂取量の減少が有効であることが示されています[4]．肥満やう蝕予防に具体的に焦点をあてNCDs予防を目的として，フリーシュガーの摂取量を総エネルギー摂取量の10％未満とすることを強く推奨（strong recommendation）しています．さらに成人で1日当たり砂糖小さじ6杯程度となる5％未満とすることがより利点があると勧める（conditional recommendation）ものです．このガイドラインで重要なことは，砂糖摂取のコントロールが肥満とう蝕という2つの病態に効果を示すので，それまで別個の分野で取り組ま

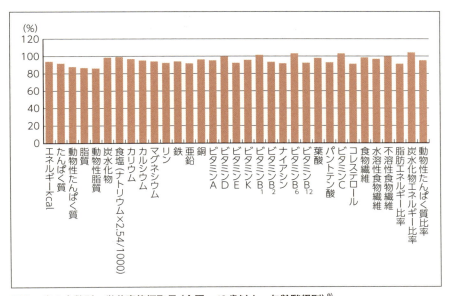

図1 歯の本数別，栄養素等摂取量（全国，40歳以上，年齢階級別）[9]
―「現在歯数20歯以上群」と比較した場合の「19歯以下群」の栄養素等摂取量の割合―

れてきたことを共通の目標をもって連携していく重要性を示したことです．
　この砂糖の口腔保健に及ぼす影響以外に，低栄養や抗酸化物質と歯周病，全粒穀物，野菜，果実の摂取と口腔がん，チーズと牛乳（カルシウム，カゼイン）とう蝕との関連など，食事が口腔疾患に及ぼす影響が報告されています[5]．

2) 口腔疾患・歯の喪失および口腔機能低下が食行動・食事に及ぼす影響
　一方，歯の喪失をはじめとする口腔機能の低下は，摂取する食品や栄養素，あるいは食の多様性にも影響することが明らかになってきています（**図1**）[6-9]．それに伴い，口腔保健の分野でも砂糖摂取制限にとどまらず，全身の健康保持のためによく噛むことの認識が高まってきました．十分な咀嚼機能を維持し，よく噛むという行動が，バランスの良い食生活および食の多様性に貢献するばかりでなく，成人期においては肥満予防に，高齢期においては低栄養およびフレイル予防に効果を発揮します（**図2**）[10, 11]．
　また，歯の喪失に伴う咀嚼機能の低下を義歯等で回復する補綴治療の後食生活指導を行わなければ食事の内容が変わらず，管理栄養士による指導によって食品摂取がより健康な内容の変化することが報告されています[12]．
　これらのエビデンスは，これまで単独で行われてきた口腔保健と栄養分野の取り組みが協働することで，いずれの効果も高めることを示しています．

2章 ライフコースにおける栄養の特性

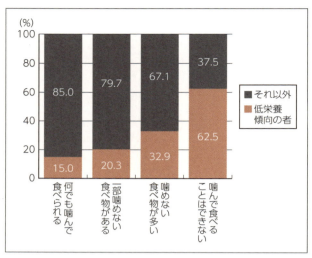

図2 噛んで食べる時の状況別，低栄養傾向の者の割合（70歳以上，男女計）[11]

■ 実践

ここでは，実践的な取り組みとして特定保健指導の場面と歯科診療室における咀嚼指導の体重減少の効果について述べます．

2018年から始まった第3期の特定健診・特定保健指導の標準的な質問票に歯科に関わる項目として「食事を噛んで食べる時の状態」として何でもよく噛める口腔内状態であるか否かを評価する項目が新たに加わりました．メタボリックシンドロームを予防するための保健指導には口腔機能の評価が必要であり，かつ効果的であることを示しています．この質問項目が追加された根拠は，①う蝕，歯周病，歯の喪失やそれ以外の歯・口腔に関わる疾患等により咀嚼機能や口腔機能が低下すると，野菜の摂取は減少し，脂質やエネルギー摂取が増加することで，生活習慣病のリスクが高まること．②何でも噛んで食べられると，バランスよく食事をとることができるだけでなく，唾液の分泌量が増加するため，消化吸収の促進，味覚の増進等にも有効であること．③口腔保健行動は，口腔衛生用品の選択やよく噛むことの習慣づけを通じた速食いの改善等，比較的，導入しやすい取り組みも多いこと．④血糖を下げる服薬やインスリンによる加療中の場合は，歯周病の治療等を行うことで糖尿病の重症化を予防すること，などがあげられています[13]．これまでの速食いの状況，間食の状況等を踏まえた指導が必要です（図3，4）[14]．

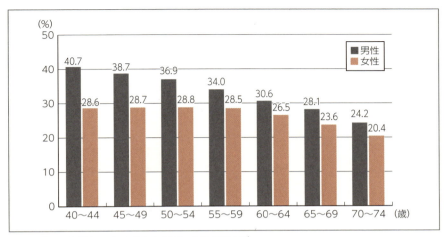

図3 「人と比較して食べる速度が速い」者の割合[14]

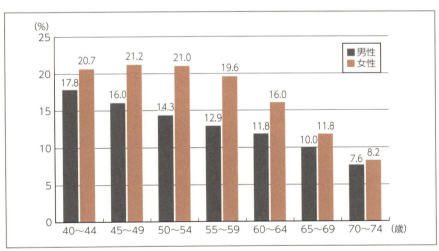

図4 「夕食後に間食（3食以外の夜食）をとることが週に3回以上ある」者の割合[14]

　この標準的な質問項目の中には，喫煙，間食，飲酒等の口腔疾患のリスクを評価する項目も含まれています[13]．
　また速食いの是正については，歯科診療所で補綴処置等の処置が完了したのちに，よく噛むことを指導した場合，3か月後の評価で体重の減少が図られたことが報告されています（**図5**）[15]．

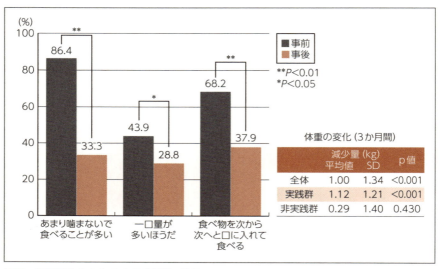

図5　歯科診療室のおける咀嚼指導の効果
(3か月後の咀嚼行動の変化)[15]

　今後，実践の場面で，管理栄養士が食生活指導を行う場合に健全な食生活を営むための口腔状態であるか否かに留意し，保健指導を行うことが求められます．一方，歯科医師，歯科衛生士という歯科専門職も口腔疾患の予防にとどまらず，生活習慣病予防に関わる保健指導に留意する必要があります．特定保健指導を管理栄養士が勤務する歯科医療機関で勤務し，特定保健指導にあたる歯科専門職を連携する事例もでてきています．健康な食生活という共通の目標を両分野の専門職がもつことが重要です．

文献

1) Takeuchi M. Epidemiological study on relation between dental caries incidence and sugar consumption. The Bulletin of Tokyo Dental College. 1960；1：58-70.
2) Rodrigues CS, Watt RG, Sheiham A. Effects of dietary guidelines on sugar intake and dental caries in 3-year-olds attending nurseries in Brazil. Health Promot. Int. 1999；14：329-335.
3) Fejerskov O. Concepts of dental caries and their consequences for understanding the disease. Community Dent. Oral Epidemiol. 1997；25(1)：5-12.
4) World Health Organization. Guideline Sugars intake for adults and children 2015.
5) Moynihan PJ, Kelly SA. Effect on caries of restricting sugars intake：systematic review to inform WHO guidelines. J. Dent. Res. 2014；93(1)：8-18.
6) Kimura Y, Ogawa H, Yoshihara A, et al. Evaluation of chewing ability and its relationship with activities of daily living, depression, cognitive status and food intake in the community-dwelling elderly. Geriatr Gerontol Int 2013；13：718-725.

7) Iwasaki M, Yoshihara A, Ogawa H, et al. Longitudinal association of dentition status with dietary intake in Japanese adults aged 75 to 80 years. J Oral Rehabil. 2016；43：737-744.
8) Wakai K, Naito M, Naito T, et al.. Tooth loss and intakes of nutrients and foods：a nationwide survey of Japanese dentists. Community Dent Oral Epidemiol 2010；38：43-49.
9) 厚生労働省．平成16年国民健康栄養調査，2005.
10) 深井穫博ほか編．健康長寿社会に寄与する歯科医療・口腔保健のエビデンス 2015，日本歯科医師会，2015.
11) 厚生労働省．平成25年国民健康・栄養調査，2014.
12) Suzuki H, Kanazawa M, Komagamine Y, et al. The effect of new complete denture fabrication and simplified dietary advice on nutrient intake and masticatory function of edentulous elderly：A randomized-controlled trial. Clin Nutr. 2018 Oct；37（5）：1441-1447.
13) 厚生労働省．標準的な健診・保健指導プログラム　平成30年版，2018.
14) 厚生労働省．第3回NDBオープンデータ，集計対象：平成28年度のレセプト情報及び平成27年度の特定健診情報.
15) 安藤雄一，深井穫博．歯科診療所における咀嚼指導の効果について，ヘルスサイエンス・ヘルスケア．2012；12：88-96.

2章 ライフコースにおける栄養の特性

調理と食形態

中川（岩崎）裕子

■ 背景（食べる機能と食物のテクスチャー）

　人が食物を口に入れ，咀嚼して嚥下する過程において，食片と唾液を混合し適切な食塊を形成することで嚥下反射が誘発され，口腔内から咽頭へ食塊を送り込みます．しかし，加齢や脳血管障害などによって摂食嚥下機能が低下した人は，一連の過程を行うことが難しくなります．例えば，義歯や咬み合わせがうまくいかないと口腔内の食物を「押しつぶす」ことができにくく，舌の動きや唾液の分泌が悪くなると「食塊形成」が困難となります．また，筋力の低下によって「口腔内から咽頭への食塊の送り込み」が困難となり，健常な人では極端な場合を除いて意識されない食事の物性が摂食嚥下に影響します．摂食嚥下機能が十分でない人に食物を提供する場合，「咀嚼しやすい」，「口腔内に残渣が残らずまとまりやすい」，さらには「飲み込みやすい」といったテクスチャー的特徴を十分に考慮し，摂食機能を補助するよう配慮した物性の食物が必要となります．

■ エビデンス（食べる機能を考慮した食事の基準）

　主に市販製品を対象とした基準には，2002年に日本介護食品協議会が設立した「ユニバーサルデザインフード」があります．形態的な特徴と物性規格により，区分1：容易に噛める，区分2：歯ぐきでつぶせる，区分3：舌でつぶせる，区分4：噛まなくてよい，の4区分に分類され，現在2,000製品以上が流通しています[1]．

　2018年には農林水産省が，介護食品の市場拡大を目指し，「スマイルケア食」と名称をつけて，形態による分類を策定しました[2]．

　このほかには，主に嚥下機能を考慮した食事基準として，特別用途食品制度の見直しによる「えん下困難者用食品」が，2009年に制定されました．この基準はⅠ～Ⅲの3段階で，テクスチャー特性（硬さ，凝集性，付着性）の範囲が示されています．2013年には，臨床現場における統一した嚥下調整食の段階基準を確立することを目的に，日本摂食嚥下リハビリテーション学会が「嚥下調整食学会分類2013」を策定しました[3]．この分類の特徴は，物性に関する基準は設けず，摂食機能と食物の状態で分類を行っていることです（**表1**）．今後，この早見表の活用により，医療機関，施設，ま

た，在宅においても連携が容易になると思われます．同学会では，小児や発達期の摂食嚥下機能障害に対応した食事形態についても「発達期摂食嚥下障害児（者）のための嚥下調整食分類2018」に策定しています[4]．

表1　嚥下調整食学会分類2013（食事）早見表（抜粋）

コード		名称	形態	主食の例	必要な咀嚼能力	他の分類との対応
0	j	嚥下訓練食品0j	均質で，付着性・凝集性・かたさに配慮したゼリー離水が少なく，スライス状にすくうことが可能なもの		（若干の送り込み能力）	嚥下食ピラミッドL0 えん下困難者用食品許可基準Ⅰ
	t	嚥下訓練食品0t	均質で，付着性・凝集性・かたさに配慮したとろみ水（原則的には，中間のとろみあるいは濃いとろみ＊のどちらかが適している）		（若干の送り込み能力）	嚥下食ピラミッドL3の一部（とろみ水）
1	j	嚥下調整食1j	均質で，付着性，凝集性，かたさ，離水に配慮したゼリー・プリン・ムース状のもの	おもゆゼリー，ミキサー粥のゼリー　など	（若干の食塊保持と送り込み能力）	嚥下食ピラミッドL1・L2 えん下困難者用食品許可基準Ⅱ UDF区分4（ゼリー状）（UDF：ユニバーサルデザインフード）
2	1	嚥下調整食2-1	ピューレ・ペースト・ミキサー食など，均質でなめらかで，べたつかず，まとまりやすいもの スプーンですくって食べることが可能なもの	粒がなく，付着性の低いペースト状のおもゆや粥	（下顎と舌の運動による食塊形成能力および食塊保持能力）	嚥下食ピラミッドL3 えん下困難者用食品許可基準Ⅱ・Ⅲ UDF区分4
	2	嚥下調整食2-2	ピューレ・ペースト・ミキサー食などで，べたつかず，まとまりやすいもので不均質なものも含む スプーンですくって食べることが可能なもの	やや不均質（粒がある）でもやわらかく，離水もなく付着性も低い粥類	（下顎と舌の運動による食塊形成能力および食塊保持能力）	嚥下食ピラミッドL3 えん下困難者用食品許可基準Ⅱ・Ⅲ UDF区分4
3		嚥下調整食3	形はあるが，押しつぶしが容易，食塊形成や移送が容易，咽頭でばらけず嚥下しやすいように配慮されたもの 多量の離水がない	離水に配慮した粥　など	舌と口蓋間の押しつぶし能力以上	嚥下食ピラミッドL4 高齢者ソフト食 UDF区分3
4		嚥下調整食4	かたさ・ばらけやすさ・貼りつきやすさなどのないもの 箸やスプーンで切れるやわらかさ	軟飯・全粥など	上下の歯槽堤間の押しつぶし能力以上	嚥下食ピラミッドL4 高齢者ソフト食 UDF区分2およびUDF区分1の一部

＊上記0t中の「中間とろみ・濃いとろみ」については学会分類2013（とろみ）を参照されたい

■ 実際（調理の工夫）

1）食形態への配慮

まず，どういう形状か，ゾル，ゲル，それからゾル中に固形物が入っている場合などどのような状態であるか，食形態を配慮することが重要です．例えば，咀嚼機能を補う食形態として食物の形態をばらばらの状態にすることで咀嚼機能を補う「きざみ食」があります．しかし摂食機能が低下した人は，食片を舌や頬でまとめる機能も低下してきているので，口中に残渣が残り，誤嚥する確率が高く，また，小さくても硬いものは飲み込むことが困難となります．そこで，きざみ食を廃止し，ムースやペースト状の形態に移行する，粘度が高いとろみをつけたあんかけやゲル化剤でまとめるなどの工夫が行われます．

2）食形態とテクスチャー特性

食形態を調整することが食べやすさの改善に有効であるか，テクスチャー特性面からも検証されています．とある特養ホームでは提供している4段階の食形態（**表2**）についてテクスチャー特性を測定しました．主食の白飯は，やわらかごはん（Ⅰ）→全がゆ（Ⅱ・Ⅲ）→ブレンダーがゆ（Ⅳ）となり，**図1**に，それらの硬さと付着性および硬さ

表2　特養ホームSの献立展開例

形態区分		I やわらか食	Ⅱ やわらか一口食	Ⅲ やわらかつぶし食	Ⅳ やわらかゼリー・とろみ食
	主食	ご飯（やわらかご飯）	全がゆ	全がゆ	ブレンダーがゆ
食品形態の目安	主菜	鳥の挽肉をパン粉と混ぜて型に入れて焼く	やわらか食を一口大に切る	やわらか食をつぶし，とろみあんをかける	やわらか食をブレンダーにかけ，寒天で固めて鶏肉ゼリーにする
		卵は半熟状態の炒り卵にする	卵は半熟状態の炒り卵にする	半熟炒り卵をつぶし，あんをかける	半熟卵をとろみ調整剤と共にブレンダーにかけ，型抜きする
		ジャガイモは軟らかい粉ふきいもブロッコリーは軟らかく茹で，一口大に切る	やわらか食をやや小さめに切る	ジャガイモはつぶすブロッコリーは刻んでとろみ調整食品でまとめる	ジャガイモおよびブロッコリーは別々にブレンダーにかけ，寒天でゼリーにする
	副菜	サーモン・タマネギは薄くスライスする．カブは薄く切り，軟らかく茹でる	やわらか食に準じる	やわらか食を小さくきざみ，とろみ調整剤でまとめる	サーモン・カブ・タマネギを合わせてブレンダーにかけ，寒天でゼリー状にする
		トマトは完熟した軟らかいものを薄いくし形にする	やわらか食に準じる	やわらか食を小さくきざみ，とろみ調整剤でまとめる	トマトはとろみ調整剤と共にブレンダーにかけ，型抜きする

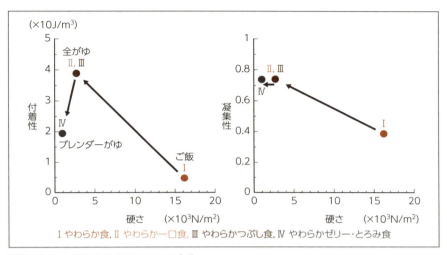

図1 主食(ご飯)のテクスチャーの変化

と凝集性を示しました．やわらかご飯(Ⅰ)を全がゆ(Ⅱ)とすることで，軟らかく，凝集性と付着性が高くなり，口中でまとめやすい食形態と考えられます．さらに，ブレンダーがゆ(Ⅳ)は全がゆよりも硬さ，付着性が低く，凝集性は変わらないことから，口中におけるべたつきが少ないといえ，嚥下が困難な人に適したテクスチャーとなることがわかります．

3) 性状を調整する食品

　水分に粘性を付与して誤嚥を防いだり，きざみ食やミキサー食をゼリー状にしたり，食物の性状を調整する食品が数多く市販されています．性状を調整する食品として，「粘性を付与することができる食品」と「固形化に利用できる食品」があります(**表3，4**)．とろみ調整食品の使用にあたっては，温度変化や塩分，たんぱく質含有量の影響により液体の粘性が変化することに留意が必要です．また，ゲル化剤にもさまざまな種類があり，酸や油との相性，崩した後のばらけ方など，製品により異なります．この他に，食品に含まれるデンプンによる粘性や付着性を弱める酵素も市販されており，これらを組み合わせることによってさまざまな性状の嚥下調整食を作ることができます．

4) 調理操作によりテクスチャーを改良する

　食肉や根菜類などの繊維が多い食品は通常の調理では硬く，噛み切りにくい食品です．豚肉を重曹に漬ける，薄切りにして重ねる，肉団子のようにミンチ肉を塊状にまとめるなどの調理操作で，軟らかさを改善し，咀嚼回数の軽減につなげることができ

2章　ライフコースにおける栄養の特性

表3　性状を調整する食品（粘性）

粘性を付与することができる食品				
	加熱の必要性		特徴	製品名（会社）
とろみ調整食品	不要	【粉末】 キサンタンガム系	透明性が高く，無味無臭のため，飲食物の味・外観への影響が少ない．少量で粘度が付き，付着性が低くするっとした性状となる．	＊キサンタンガム系は現在の主流であり，多くのメーカーから市販されている．つるりんこ（クリニコ）など
		グアーガム系	少量で糸をひくような性状となる．安定した粘度を得られるまでに時間がかかる．	ハイトロミール（フードケア）
		デンプン系	一定のとろみの発現に添加量を多く要するため，飲食物の味や外観に影響を及ぼしやすい．消化しやすくカロリー補給にも役立つ．	トロメリン顆粒（ニュートリー）
		【液体状】	安定したとろみがつけられ，水分補給もできる．追加してもダマにならず，とろみの程度を調整できる．牛乳，流動食，バリウム溶液にもとろみがつけられる．	スルーソフトリキッド（キッセイ）
天然食品	片栗粉 コーンスターチ		（特徴）デンプンの加工品は植物の種類により粘性が付く温度や強さは異なるが，味や安全性の面でも必ず加熱が必要である．片栗粉の粘性は冷めると消失してしまうことに注意する．	

表4　性状を調整する食品（固形化）

固形化に利用できる食品			
	加熱の必要性	特　徴	製品名（会社）
ゲル化剤	必要	85℃以上に加熱し，ゲル化剤をよく溶かす．寒天やゼラチンに比べ，口中で離水しにくい．	ソフティアGEL（ソフティア）スルーパートナー（キッセイ）
	温度が高ければ加熱不要	60℃以上であれば，加熱の必要がなく，固まる．	かたまるくん（宮源）
	温度が高ければ加熱不要（酵素入り）	デンプンを分解する酵素が含まれていて，粥やデンプン食品のべたつきを抑えてなめらかな食感になる．	ホットアンドソフトプラス（ヘルシーフード）スベラカーゼLite（フードケア）
	不要	食材に適量の水とゲル化剤を加え，ミキサーの撹拌により固める．	ミキサーゲル（宮源）まとめるこeasy（クリニコ）
天然食品	寒天 ゼラチン	（特徴）寒天は溶解に90℃以上の加熱が必要であるが，近年は易溶性（80℃程度）のものが開発されている．ゼラチンは60℃程度の加熱が必要である．ゼラチンゲルは体温で溶けるため経口開始食に適しているが，融解温度が20〜26℃と室温に近いことに注意が必要である．	

48

調理と食形態

ます．ごぼうなどの根菜類は，繊維を切断するような切り方をする，圧力鍋を用いて加熱する．また，近年では，セルロースに作用する酵素を用いた凍結含浸法により軟らかくする方法も用いられます．焼きいもやカステラのような水分が少なく，唾液が吸い取られる食品は，バターなどの油脂を混合することで，食塊の摩擦が低下し，飲み込みやすさを改善することができます．

■ まとめ

　食形態が喫食者の摂食機能に適していなければ，食事摂取量の減少や食欲低下につながります．低下した摂食機能を補うような食形態およびテクスチャーを工夫することで「口から食べる」機能を維持し，食べることが楽しみとなるのではないでしょうか．

参考文献

1) 日本介護食協議会．ユニバーサルデザインフード自主規格．
   https://www.udf.jp/about_udf/index.html
2) 農林水産省．スマイルケア食．
   http://www.maff.go.jp/j/shokusan/seizo/kaigo.html
3) 日本摂食嚥下リハビリテーション学会医療検討委員会．日本摂食嚥下リハビリテーション学会雑誌．2013；17（3）：255-267.
4) 日本摂食嚥下リハビリテーション学会医療検討委員会．発達期 摂食嚥下障害児（者）のための嚥下調整食分類2018．日摂食嚥下リハ会誌．2018；22（1）：59-73.
5) 高橋智子，中川令恵，道脇幸博ほか．食べ易い食肉のテクスチャー特性と咀嚼運動．日本家政学会誌．2004；55（1）：3-12.
6) 手嶋登志子，大越ひろ編．おいしく食べてQOLを高める高齢者の食介護ハンドブック．医歯薬出版，2007．40-42，52-27.
7) 公益社団法人日本フードスペシャリスト協会．調理学．建帛社，2015．144-147.
8) 才藤栄一，植田耕一郎監修．摂食嚥下リハビリテーション第3版，医歯薬出版，2016．275-276，281-282.

3章

口腔保健と栄養をむすぶ
エビデンス

3章　口腔保健と栄養をむすぶエビデンス

栄養摂取と口腔保健の関係

岩崎正則

■ 背景

　栄養・食生活は，生命を維持し，健康な生活を送るために欠くことのできない営みです．健康な食事は認知症疾患[1,2]，フレイル[3,4]，非感染性疾患（NCDs）[5]のリスク調節を介して，健康寿命の延伸に重要な役割を担っています[6]．

　「口腔疾患・歯の喪失→口腔機能の低下→栄養摂取への悪影響→全身への悪影響」というシナリオは古くから提唱され[7,8]，口腔と全身の健康を結びつける主要な経路の1つでした．一方で，菓子類など砂糖を多く含む食品を頻回に摂取するような食生活はう蝕を誘発します[9]．また，不健康な食事や低栄養は口腔疾患，特に歯周病のリスクである可能性が報告されています[10~12]．以上のことから，口腔と栄養は双方向性に関連していることが分かります．

　「口腔→栄養」の方向の関連についてわれわれは，2001年8月から2014年3月までの文献を対象にレビューを行い[13]，

- 歯の喪失・口腔機能低下により食品群として野菜，果物，魚介類の摂取量が減少する．こうした食品群の摂取量減少はたんぱく質，ビタミン，ミネラル，食物繊維の摂取量減少に反映される[14~17]．
- 歯の喪失は肥満あるいはやせと関連する．この関連は年齢，性別，人種等の影響を受ける．特に高齢者においては総摂取エネルギー量の減少，低栄養と関連する[18]．
- 適合に問題のある義歯を装着している者は，現在歯数18本以上の者と比較して栄養摂取状況が劣るが，定期的にメインテナンスを受けた適合の良い義歯を装着している者においてはそうした関連を認めない[19]．
- 自己評価に基づく口腔の痛みは低栄養と関連する[20]．

と報告しました（高齢者については2016年6月までのレビューを追加で実施）[21]．

　その後，高齢者を対象とした口腔と栄養の関連についてのコホート研究が実施され，新たな知見が得られました（下記エビデンス参照）．また，義歯新製と食事指導を組み合わせることによる高齢者の栄養摂取改善の可能性[22~24]が報告されています．

栄養摂取と口腔保健の関係

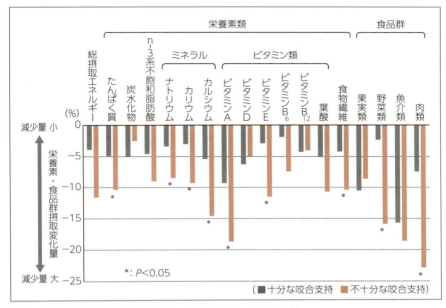

図1 咬合支持の有無に見た栄養素・食品群摂取変化量の比較

　本項では以上のような栄養摂取と口腔保健の関係について，最近のエビデンスを中心に紹介します．

■ エビデンス

1）口腔疾患・口腔機能と栄養の関連から見た健康長寿

　これまで，栄養摂取と口腔の健康の時間的前後関係が不明でしたが，われわれは地域在住高齢者286名の75歳と80歳時点のデータを用いて，その評価を行いました．

　75歳時点での歯科診査結果に基づき，十分な咬合支持を有しているか（対合する機能歯のペアを6つ以上有しているか）を判定しました．次に75歳と80歳，それぞれの時点での栄養素・食品群摂取量から食事摂取量の変化量を以下のように算出しました．

- （80歳時点の値－75歳時点の値）/75歳時点の値×100（％）

　算出された変化量について，十分な咬合支持の有無で比較を行った結果，75歳時点で咬合支持が維持されている者と比較して，咬合支持を喪失している者は栄養素としてたんぱく質，ナトリウム，カリウム，カルシウム，ビタミンA，ビタミンE，および食物繊維の減少量が有意に大きく，食品群として野菜類および肉類の減少量が有意に大きいことが明らかとなりました（**図1**）．

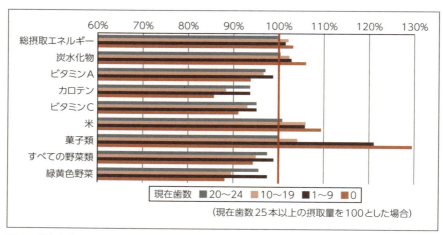

図2 現在歯数に見た栄養素・食品群摂取量（年齢，性別，喫煙，運動，糖尿病で調整）の比較

　上記のように減少する食品群・栄養素がある一方，歯の喪失・口腔機能低下が摂取量上昇に繋がるものが報告されています．Wakaiら[25]は20,366名の歯科医師のデータから，現在数25本以上の者と比較して無歯顎者の米，菓子類の摂取量が多いこと，栄養素として炭水化物摂取量が多いことを報告し，無歯顎者は栄養価が低く高エネルギーの食品の摂取に傾くことを明らかにしています（**図2**）．また安藤[26]は平成16年国民健康・栄養調査のデータから，質問紙に基づいた「咀嚼に問題がない（何でも噛んで食べられる）群」と比較した，「咀嚼に問題がある群」の穀類摂取量および穀類エネルギーが有意に高いことを明らかにしています．

　以上のような口腔疾患・歯の喪失の影響を受ける食品群・栄養素は，前述のとおり，全身疾患のリスクと関連します[1-4, 27-32]．よって，口腔疾患・口腔機能は栄養という経路を介して健康長寿と深く関わっているといえます．

■ 実際

　歯科と栄養の連携が必要な場面は多く存在します．臨床の場で多数歯を喪失した患者，口腔機能が低下した患者に出会った場合，そうした患者は栄養障害が生じている可能性があり，栄養・食事の評価・指導が必要な場合があります[33]．シュガーコントロールは食事指導の一環であり，う蝕予防に効果的であるだけでなく[9]，糖類の過剰摂取による肥満の予防にも繋がります[34]．肥満は歯周病のリスクであるため，シュガーコントロールはう蝕予防以上の深い意味があります．また，栄養障害は歯周病のリスクを高め[10-12, 14, 35]，歯周治療の予後不良と関連するため[36, 37]，こうした患者につ

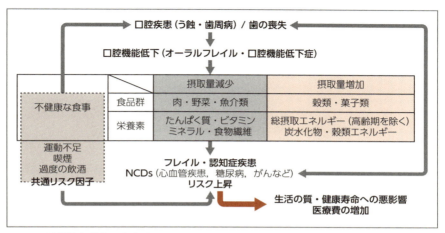

図3　口腔保健と栄養・食生活

いても栄養学的介入が効果的な可能性があります．さらに義歯補綴治療に食事・栄養指導を組み合わせることで栄養摂取状況が改善することが示唆されています[22~24]．以上から，歯科関係者が十分な栄養の知識を持つこと，また必要に応じて栄養の専門家と連携することの重要性が分かります．

研究面では，栄養と口腔保健の関連を縦断的に評価する研究，また歯科と栄養が連携した介入研究が未だ乏しい現状があります．適切にデザインされ，多職種が関与する学際的研究によって信頼度の高いエビデンスを積み重ね，歯科と栄養の連携の重要性を広めていくことが求められています．

■ まとめ

歯の喪失・口腔機能の低下は栄養障害を招き，逆に不健康な食事は口腔疾患のリスクとなることから口腔保健と栄養は双方向的に強く結びついています．口腔の健康や栄養が障害されると全身疾患のリスク上昇につながるため，健康な口腔と食を維持・獲得することが健康寿命の鍵となるといえます（図3）[38]．

今後の課題として，研究面では，栄養と口腔保健の関連を縦断的に評価する研究，また歯科と栄養が連携した介入研究が不足している現状があります．適切にデザインされた縦断研究，多職種が関与する介入研究においては特定の食品や栄養素の摂取量に着目するだけではなく，食事の質やパターンを評価指標とすることも必要であると考えます．そのような研究から導かれた信頼度の高いエビデンスを積み重ね，歯科と栄養の連携の重要性を広めていくことが求められています．

文献

1) Otsuka R, Nishita Y, Tange C, et al. Dietary diversity decreases the risk of cognitive decline among Japanese older adults. Geriatr Gerontol Int. 2017；17：937-944.

2) Ozawa M, Ninomiya T, Ohara T et al. Dietary patterns and risk of dementia in an elderly Japanese population：the Hisayama Study. Am J Clin Nutr. 2013；97：1076-1082.

3) Beasley JM, LaCroix AZ, Neuhouser ML, et al. Protein intake and incident frailty in the Women's Health Initiative observational study. J Am Geriatr Soc. 2010；58：1063-1071.

4) Leon-Munoz LM, Garcia-Esquinas E, Lopez-Garcia E, et al. Major dietary patterns and risk of frailty in older adults：a prospective cohort study. BMC medicine. 2015；13：11.

5) World Health Organization. Fact sheet No 394, Healthy diet.
http://www.who.int/mediacentre/factsheets/fs394/en/ (accessed 2015.8.28)

6) WHO/FAO expert consultation. Diet, nutrition and the prevention of chronic diseases；Report of the joint WHO/FAO expert consultation. WHO Technical Report Series, No 916 (TRS 916). 2003.

7) Joshipura KJ, Douglass CW, Willett WC. Possible explanations for the tooth loss and cardiovascular disease relationship. Ann Periodontol. 1998；3：175-183.

8) Joshipura KJ, Willett WC, Douglass CW. The impact of edentulousness on food and nutrient intake. J Am Dent Assoc. 1996；127：459-467.

9) Moynihan P, Petersen PE. Diet, nutrition and the prevention of dental diseases. Public Health Nutr. 2004；7：201-226.

10) Iwasaki M, Manz MC, Taylor GW, et al. Relations of serum ascorbic acid and alpha-tocopherol to periodontal disease. J Dent Res. 2012；91：167-172.

11) Iwasaki M, Moynihan P, Manz MC, et al.Dietary antioxidants and periodontal disease in community-based older Japanese：a 2-year follow-up study. Public Health Nutr. 2013；16：330-338.

12) Iwasaki M, Yoshihara A, Hirotomi T, et al. Longitudinal study on the relationship between serum albumin and periodontal disease. J Clin Periodontol. 2008；35：291-296.

13) 日本歯科医師会，深井穫博ほか編．健康長寿社会に寄与する歯科医療・口腔保健のエビデンス 2015.
http://www.jda.or.jp/pdf/ebm2015Ja.pdf. (accessed 2019.5.21)

14) Nowjack-Raymer RE, Sheiham A. Numbers of natural teeth, diet, and nutritional status in US adults. J Dent Res. 2007；86：1171-1175.

15) Sahyoun NR, Lin CL, Krall E. Nutritional status of the older adult is associated with dentition status. J Am Diet Assoc. 2003；103：61-66.

16) Yoshihara A, Watanabe R, Nishimuta M, et al. The relationship between dietary intake and the number of teeth in elderly Japanese subjects. Gerodontology. 2005；22：211-218.

17) Inomata C, Ikebe K, Kagawa R, et al. Significance of occlusal force for dietary fibre and vitamin intakes in independently living 70-year-old Japanese：from SONIC Study. J Dent. 2014；42：556-564.

18) Marcenes W, Steele JG, Sheiham A, et al. The relationship between dental status, food selection, nutrient intake, nutritional status, and body mass index in older people. Cad Saude Publica. 2003；19：809-816.

19) Sahyoun NR, Krall E. Low dietary quality among older adults with self-perceived ill-fitting dentures. J Am Diet Assoc. 2003；103：1494-1499.

20) Bailey RL, Ledikwe JH, Smiciklas-Wright H, et al. Persistent oral health problems associated with comorbidity and impaired diet quality in older adults. J Am Diet Assoc. 2004；104：1273-1276.

21) Iwasaki M, Sato M, Yoshihara A, et al. Malnutrition and oral disease in the elderly--Is there any bidirectional relationship? Curr Oral Health Rep. 2017；4：70-78.

22) Amagai N, Komagamine Y, Kanazawa M, et al. The effect of prosthetic rehabilitation and simple dietary counseling on food intake and oral health related quality of life among the edentulous individuals：A randomized controlled trial. J Dent. 2017；65：89-94.

23) Suzuki H, Kanazawa M, Komagamine Y, et al. The effect of new complete denture fabrication and simplified dietary advice on nutrient intake and masticatory function of edentulous elderly：A randomized-controlled trial. Clin Nutr. 2018；37：1441-1447.

24) Nabeshima G, Fueki K, Inamochi Y, et al. Effect of dietary counselling with prosthetic restoration on fruit and vegetable intake in partially dentate patients：A prospective study. J Oral Rehabil. 2018；45：618-626.

25) Wakai K, Naito M, Naito T, et al. Tooth loss and intakes of nutrients and foods：a nationwide survey of Japanese dentists. Community Dent Oral Epidemiol. 2010；38：43-49.

26) 日本歯科総合研究機構編. 健康寿命を延ばす歯科保健医療　歯科医学的根拠とかかりつけ歯科医. 医歯薬出版，2009.

27) Villegas R, Liu S, Gao YT, et al. Prospective study of dietary carbohydrates, glycemic index, glycemic load, and incidence of type 2 diabetes mellitus in middle-aged Chinese women. Arch Intern Med. 2007；167：2310-2316.

28) Dauchet L, Amouyel P, Dallongeville J. Fruit and vegetable consumption and risk of stroke：a meta-analysis of cohort studies. Neurology. 2005；65：1193-1197.

29) Nanri A, Mizoue T, Noda M, et al. Fish intake and type 2 diabetes in Japanese men and women：the Japan Public Health Center-based Prospective Study. Am J Clin Nutr. 2011；94：884-891.

30) Hertog MG, Feskens EJ, Hollman PC, et al. Dietary antioxidant flavonoids and risk of coronary heart disease：the Zutphen Elderly Study. Lancet. 1993；342：1007-1011.

31) Knekt P, Ritz J, Pereira MA, et al. Antioxidant vitamins and coronary heart disease risk：a pooled analysis of 9 cohorts. Am J Clin Nutr. 2004；80：1508-1520.

32) Leitzmann MF, Stampfer MJ, Michaud DS et al. Dietary intake of n-3 and n-6 fatty acids and the risk of prostate cancer. Am J Clin Nutr. 2004；80：204-216.

33) 水口俊介，津賀一弘，池邉一典ほか. 高齢期における口腔機能低下—学会見解論文　2016年度版—. 老年歯科医学，2016；31：81-99.

34) World Health Organization. Guideline：Sugars intake for adults and children. Geneva：World Health Organization；2015.

35) Iwasaki M, Yoshihara A, Moynihan P, et al. Longitudinal relationship between dietary omega-3 fatty acids and periodontal disease. Nutrition. 2010；26：1105-1109.

36) Bashutski JD, Eber RM, Kinney JS, et al. The impact of vitamin D status on periodontal surgery outcomes. J Dent Res. 2011；90：1007-1012.

37) Dodington DW, Fritz PC, Sullivan PJ, et al. Higher intakes of fruits and vegetables, beta-Carotene, vitamin C, alpha-tocopherol, EPA, and DHA are positively associated with periodontal healing after nonsurgical periodontal therapy in nonsmokers but not in smokers. J Nutr. 2015；145：2512-2519.

38) 岩崎正則，葭原明弘，安藤雄一ほか. 栄養と口腔保健—NCDs リスクとの観点から—. ヘルスサイエンス・ヘルスケア. 2015；15：5-10.

3章　口腔保健と栄養をむすぶエビデンス

食事の多様性と口腔保健

岩崎正則

■ 背景

　歯の喪失・口腔機能の低下が栄養摂取に与える影響についてこれまで数多くの研究がなされてきました[1]．アウトカムとしての「栄養」については特定の食品や栄養素の摂取量に着目したものがほとんどです．しかしながら，私たちが食事として摂取する際には多種類の組み合わせとして体に摂り入れています．したがって，多様な食品群・栄養素から構成される食事の質やパターンを評価することも重要だと考えられています[2]．

　食事の質を表す指標の1つとして「多様な食品を摂取すること＝食事摂取の多様性」があります．食事の多様性を定量的に測定する（スコア化する）方法は多数考案されており，わが国でも熊谷ら[3]が「食品摂取の多様性得点（DVS）」を，木村ら[4]が「食多様性スコア（FDSK-11）」を開発しています．

　DVSは10食品群（肉類，魚介類，卵類，牛乳，大豆製品，緑黄色野菜類，海藻類，果物，いも類，油脂類）の1週間の摂取頻度を問うものです．各食品群に対して，「ほぼ毎日食べる」と回答した場合に1点，それより低い摂取頻度の場合に0点とし，その合計点（10点満点）を算出し，評価します（**図1**）．FDSK-11は11食品群（穀類，いも類，野菜類，肉類，乳製品，魚介類，卵，豆・豆製品，海藻類，果実類，種実類）について，1週間の摂取頻度を問うもので，1週間に一度以上食べるものを1点，それ

10食品食べていますか？	
①肉	⑥緑黄色野菜
②魚介類	⑦海藻類
③卵	⑧いも類
④大豆・大豆製品	⑨果物
⑤牛乳	⑩油脂類
「毎日食べている」を1点，「食べない日がある，食べない」を0点とし，その合計点を10点満点で評価します．	

図1　食品摂取の多様性指標[3]
（東京都健康長寿医療センター研究所・本川佳子先生より許諾を得て掲載）

食事の多様性と口腔保健

ここ半年間の食事についての質問です．以下の食品を週に何日ぐらい食べますか？ （最もあてはまるもの1つに○を付けてください）				
	4：ほぼ毎日 食べる （週に6, 7日）	3：よく食べる （週に3〜5日）	2：時々食べる （週に1, 2日）	1：ほとんど 食べない
問1　穀類 例）ごはん，パン，麺類	4：ほぼ毎日	3：よく食べる	2：時々食べる	1：ほとんど 食べない
問2　いも類 例）じゃがいも，さつまいも，さといも	4：ほぼ毎日	3：よく食べる	2：時々食べる	1：ほとんど 食べない
問3　肉類（加工品も含む全ての 　　　肉類） 例）牛，豚，鶏肉，ハム，ソーセージ	4：ほぼ毎日	3：よく食べる	2：時々食べる	1：ほとんど 食べない
問4　魚介類（加工品も含む全て 　　　の魚介） 例）魚，エビ，いか，ツナ缶，かまぼこ	4：ほぼ毎日	3：よく食べる	2：時々食べる	1：ほとんど 食べない
問5　卵	4：ほぼ毎日	3：よく食べる	2：時々食べる	1：ほとんど 食べない
問6　乳・乳製品 例）牛乳，ヨーグルト，チーズ	4：ほぼ毎日	3：よく食べる	2：時々食べる	1：ほとんど 食べない
問7　野菜・きのこ類 例）にんじん，キャベツ，かぼちゃ， 　　大根，きのこ類	4：ほぼ毎日	3：よく食べる	2：時々食べる	1：ほとんど 食べない
問8　海藻類 例）わかめ，ひじき，海苔	4：ほぼ毎日	3：よく食べる	2：時々食べる	1：ほとんど 食べない
問9　豆類・豆製品 例）大豆，小豆，豆腐，納豆	4：ほぼ毎日	3：よく食べる	2：時々食べる	1：ほとんど 食べない
問10　種実（ナッツ）類 例）ごま，落花生（ピーナッツ），アー 　　モンド	4：ほぼ毎日	3：よく食べる	2：時々食べる	1：ほとんど 食べない
問11　果実類（生鮮，缶詰を問わ 　　　ず全ての果物） 例）りんご，みかん，パイナップル	4：ほぼ毎日	3：よく食べる	2：時々食べる	1：ほとんど 食べない

図2　食多様性スコア[4]

以下を0点として，合計11点満点で評価するものです（**図2**）．DVS，FDSK-11どち
らも点数が高いほど「多様な食品を摂取していること」を示します．DVSと比較して
FDSK-11は「多様な食品を摂取できていないこと」のスクリーニングという色が強く，
また海外での調査を見据えて「穀類」を評価項目に加えています．

　地域在住高齢者においてDVSが高いと，たんぱく質やビタミン，ミネラルを多く
含む食事をとっていることが示唆されています[5]．また，高齢者においてDVSや
FDSK-11が高いこと（多様な食品を摂取していること）は，咀嚼機能が維持されてい

59

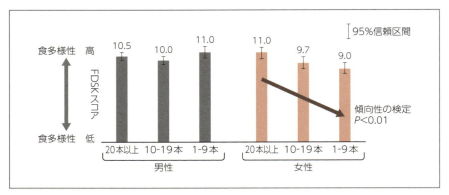

図3 男女別に見た現在歯数とFDSKスコアの関連

ること，うつの頻度が低いこと，日常生活動作（ADL）や生活の質（QOL）が高いこと，筋量が多いこと，身体機能（握力，歩行速度）が高いことと関連しています[4,6]．逆に孤食は多様性低下と関連しています[7]．さらに縦断研究から多様な食品を摂取していることにより身体機能低下や認知機能低下のリスクが抑制されることが報告されています[8,9]．以上のことから，食事の多様性は身体機能，認知機能，社会生活と関連する重要な要素であることが分かります．

　上述のとおり，口腔の健康と食事の多様性あるいは食事の質を調べた調査は多くありません．しかしながら，両者の関連は健康長寿に資するエビデンスを創出するうえで重要なテーマです．本項では食事の多様性と口腔保健の関係について，これまでのエビデンスを紹介します．

■ エビデンス

　われわれは地域在住高齢者252名（平均年齢＝81.2歳，男性84名，女性168名）を対象に，食事の多様性と現在歯数の関連を調べました．食事の多様性にはFDSK-11を用いました．無歯顎者を除いたのち，対象者を現在歯数「20本以上」，「10〜19本」，「1〜9本」の3グループに分け，男女別にFDSK-11スコアを比較したところ，女性において現在歯数が少ないほどFDSK-11スコアが有意に低いことが明らかとなりました（**図3**）[10]．さらに同じ集団において，咬合支持，義歯の適合とFDSK-11の関連をみたところ，義歯の適合に問題があると感じている群は，咬合支持が維持されている群と比較してFDSK-11スコアが有意に低いことが明らかとなりました[11]．

　アメリカでは食事の質の指標としてHealthy Eating Index（HEI：最高100点，高いほど良い）を用いた研究が行われています．米国国民健康栄養調査（NHANES）に

参加した50歳以上4,820名を「現在歯数18本以上の群」,「18本未満で義歯の適合に問題がないと感じている群」,「18本未満で義歯の適合に問題があると感じている群」の3群に分類し,HEIスコアを比較したところ,現在歯数18本以上の群と比較して,義歯の適合に問題があると感じている群はHEIスコアが有意に低かった一方,現在歯数18本以上の群と義歯の適合に問題がないと感じている群の間には有意差がありませんでした[12]. 定期的なメインテナンスを行い,義歯の適合・機能を維持することで食事の質が保たれることが示唆されています. また別の調査では,自己評価に基づく口腔の痛み,咀嚼困難,嚥下困難とHEIスコアが低いことと関連していました[13]. 以上のように,口腔の健康が食事の多様性・食事の質に影響を与えていることが示されています.

　一方で栄養,喫煙,飲酒,運動といった生活習慣は全身疾患に影響を与えるコモンリスクファクター(共通リスク因子)であり[14],さらには口腔の健康へも影響を与えていることが示唆されています[15]. われわれは地域在住高齢者における健康習慣が歯の喪失・歯周病リスクへ与える影響を評価する6年間の前向きコホート研究を実施しました[16]. 禁煙,運動,適正体重,健康な食事の4つの健康習慣に注目し,健康な食事の評価にはDVSを用いました. 4つの健康習慣を実践している数が①0～1個,②2個,③3個,④4個の4群に群分けし,歯の喪失および歯周病のリスクを推算したところ,実践している健康習慣が増えるにつれてリスクが直線的に低下することが分かりました(図4). 以上のことから食事の多様性は,禁煙,運動,適正体重の維持と並んで口腔疾患を予防するための重要な因子であることが示されました.

■ 実際

　口腔の健康を維持・増進する歯科保健は食事の多様性を介して健康長寿に寄与します. 多様な食品摂取を確保することは,身体機能,認知機能,社会生活を維持するだけでなく,口腔疾患のリスクを抑制することにもなります. このように両者の関連は健康長寿を目指す上で重要なテーマですが,関連する研究の数は少ないのが現状です. 観察研究としては両者の関連を縦断的に評価する信頼度の高い研究,また介入研究としては歯科,栄養など多職種の連携による学際的研究が今後のエビデンス構築のために求められています.

■ まとめ

　歯の喪失・口腔機能の低下は食事の多様性を損ない,逆に食事の多様性が低いことは口腔疾患のリスクとなることから両者は双方向的に強く結びついています. 今後の課題として,観察研究としては両者の関連を縦断的に評価する信頼度の高い研究,ま

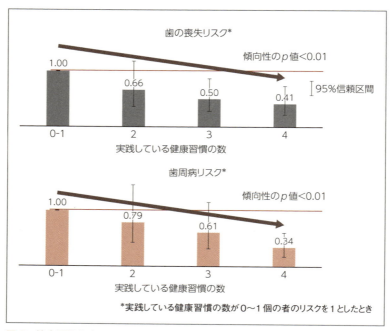

図4 健康習慣と歯の喪失・歯周病リスクの関連（評価した4つの生活習慣：多様な食品を摂取する，たばこを吸わない，定期的に運動する，適正な体重を維持する）

た介入研究としては歯科，栄養など多職種の連携による学際的研究がエビデンス構築のために求められています．

文献

1) 日本歯科医師会，深井穫博ほか編．健康長寿社会に寄与する歯科医療・口腔保健のエビデンス 2015．
   http://www.jda.or.jp/pdf/ebm2015Ja.pdf.（2019年5月21日アクセス）．
2) Schwingshackl L, Hoffmann G. Eating Index, the Alternate Healthy Eating Index, the Dietary Approaches to Stop Hypertension score, and health outcomes : a systematic review and meta-analysis of cohort studies. J Acad Nutr Diet. 2015；115：780-800. e785.
3) 熊谷修，渡辺修一郎，柴田博ほか．地域在宅高齢者における食品摂取の多様性と高次生活機能低下の関連．日公衛誌．2003；50：1117-1124.
4) Kimura Y, Wada T, Ishine M, et al. Food diversity is closely associated with activities of daily living, depression, and quality of life in community-dwelling elderly people. J Am Geriatr Soc. 2009；57：922-924.
5) 成田美紀．2．食べよう！いろいろな食材．1) 食材食品摂取の多様性スコア（DVS）．In：東京都健

康長寿医療センター研究所健康長寿新ガイドライン策定委員会編著. 健康長寿新ガイドラインエビデンスブック. 社会保険出版社, 2017. 6-8.

6) Yokoyama Y, Nishi M, Murayama H, et al. Association of Dietary Variety with Body Composition and Physical Function in Community-dwelling Elderly Japanese. J Nutr Health Aging. 2016；20：691-696.

7) Kimura Y, Wada T, Okumiya K, et al. Eating alone among community-dwelling Japanese elderly：association with depression and food diversity. J Nutr Health Aging. 2012；16：728-731.

8) Otsuka R, Nishita Y, Tange C, et al. Dietary diversity decreases the risk of cognitive decline among Japanese older adults. Geriatr Gerontol Int. 2017；17：937-944.

9) Yokoyama Y, Nishi M, Murayama H, et al. Dietary Variety and Decline in Lean Mass and Physical Performance in Community-Dwelling Older Japanese：A 4-year Follow-Up Study. J Nutr Health Aging. 2017；21：11-16.

10) Iwasaki M, Kimura Y, Yoshihara A, et al. Association between dental status and food diversity among older Japanese. Community Dent Health. 2015；32：104-110.

11) Iwasaki M, Kimura Y, Yoshihara A, et al. Low dietary diversity among older Japanese adults with impaired dentition. Journal of Dentistry and Oral Hygiene. 2015 7：71-77.

12) Sahyoun NR, Krall E. Low dietary quality among older adults with self-perceived ill-fitting dentures. J Am Diet Assoc. 2003；103：1494-1499.

13) Bailey RL, Ledikwe JH, Smiciklas-Wright H et al. Persistent oral health problems associated with comorbidity and impaired diet quality in older adults. J Am Diet Assoc. 2004；104：1273-1276.

14) Ford ES, Bergmann MM, Kroger J, et al. Healthy living is the best revenge：findings from the European Prospective Investigation Into Cancer and Nutrition-Potsdam study. Arch Intern Med. 2009；169：1355-1362.

15) Al-Zahrani MS, Borawski EA, Bissada NF. Periodontitis and three health-enhancing behaviors：maintaining normal weight, engaging in recommended level of exercise, and consuming a high-quality diet. J Periodontol. 2005；76：1362-1366.

16) Iwasaki M, Borgnakke WS, Ogawa H, et al. Effect of lifestyle on 6-year periodontitis incidence or progression and tooth loss in older adults. J Clin Periodontol in press：2018.

3章　口腔保健と栄養をむすぶエビデンス

補綴治療と栄養

鈴木啓之・水口俊介

■ 背景

　2016年度歯科疾患実態調査[1]によると，8020運動などの口腔保健運動の効果から喪失歯所有者率などは過去の調査と比較して減少傾向にあるものの，年齢の増加とともに歯の喪失数は増加し，55歳以上の半数以上が補綴装置を装着していることが明らかになっています．

　また，2015年および2018年の介護報酬改定において，“口腔・栄養管理にかかわる取り組みの充実”が提唱され，高齢者の低栄養対策に歯科領域が積極的に関わることの重要性が広く認識されはじめています．例えば，日本補綴歯科学会においては，補綴治療に基づく栄養管理の普及促進に向けたスローガンを発表し，日本老年歯科医学会においても，“『歯科医師と管理栄養士が一緒に仕事をするために』学会の立場表明”[2]を発表しています．

　さらに高齢者のみならず，2018年度よりメタボリックシンドロームに着目した特定検診・特定保健指導に歯科の要素が組み込まれたことから，日本歯科医師会においても，『「歯科」からのメタボ対策』というリーフレット[3]を発行し，啓蒙・普及活動が行われています．

　高齢者の栄養状態は，口腔環境・機能と関連があり[4,5]，歯の喪失に伴う咀嚼能力の低下は，食品選択に影響を及ぼすことが明らかになっています[6]．例えば，歯を喪失し咀嚼能力が低下した高齢者は，野菜・果物や肉類・魚介類・豆類などの食品摂取量[7,8]や，たんぱく質・カルシウム・鉄分・ナイアシン・ビタミンCなどの栄養素摂取量[9]が低下する傾向にあることが報告されており，これらの食品・栄養素摂取量の低下は，サルコペニア[10]，骨粗鬆症[11]，心血管系疾患[12]などさまざまな全身疾患の誘因となり，超高齢社会にあるわが国において，重要な課題であると考えられています．

■ エビデンス

　歯を喪失した高齢者に対しては，低下した咀嚼能力の改善を図るために欠損補綴治療が一般的に行われています．しかし，欠損補綴治療による食品や栄養素摂取量，栄

養状態への影響に関しては，改善可能とする報告[13]と，改善は困難とする報告[14]の相反する報告があり，明確なエビデンスは得られていない状態です．しかし，不適合な義歯を装着している高齢者は，適合の良い義歯を装着している高齢者と比較して，野菜・魚介類などの食品摂取量，たんぱく質・カルシウム・ビタミン群などの栄養素摂取量が低いことが報告されている[15]ことから，適切な欠損補綴治療を行うことは重要であると考えられます．一方で，全部床義歯装着者は有歯顎者と比較して，野菜・果物の摂取量が少なく，砂糖を多く含む甘い食品などの摂取量が多い不健康な食品選択を行っているとも報告されている[16]ため，欠損補綴治療を受けたものに対して，適切な食品選択を行えるような食事・栄養指導を行うことの重要性も示唆されています．

欠損補綴治療に加えて，食事・栄養指導を行うことによる効果に関しては，現在までにいくつかの報告がなされています．例えば，Moynihanら[17]は，全部床義歯装着者および下顎インプラントオーバーデンチャー装着者に対して，管理栄養士によるテーラーメイドの食事・栄養指導を行うことにより，介入後の野菜・果物摂取量が増加したことを報告しており，Bradburyら[18]は，無作為化比較臨床試験を行い，全部床義歯新製に加えて，管理栄養士によるテーラーメイドの食事・栄養指導を行うことにより，野菜・果物の摂取量およびビタミンC，βカロテンの摂取量の有意な改善を認めたと報告しています．また，Bartlettら[19]は，義歯安定剤の使用に加えてパンフレットを用いた簡便な食指指導により，野菜・果物の摂取量およびビタミンCが増加したことを報告しています．

これらの報告から，歯を喪失した高齢者の食品・栄養素摂取量，栄養状態を改善するためには，適切な欠損補綴治療を行うことはもちろんのこと，栄養面への介入を行っていくことも非常に重要である可能性が高いと考えられます．

■ 実際

われわれは，日常歯科臨床のなかで実践可能な，欠損補綴治療に加えて行う食事指導法による，無歯顎高齢者の食品・栄養素摂取量および栄養状態に対する影響を検討するために，無作為化比較臨床試験を行いました．その結果，全部床義歯新製に加えて，簡便な食事指導を行うことにより，にんじん・かぼちゃ，鶏肉などの食品摂取量[20]，たんぱく質，ナトリウム，マグネシウム，ビタミンB群などの栄養素摂取量[21]を改善可能であること，さらには，栄養状態も改善できる可能性があることを報告しました[22]．この研究で行った食事指導は，厚生労働省および農林水産省から提唱されている『食事バランスガイド』[23]（**図1**）を使用し，その内容を歯科医師が口頭で説明するという非常に簡便な手法であるため，日常歯科臨床のなかで実践することは容易であると考えられます．

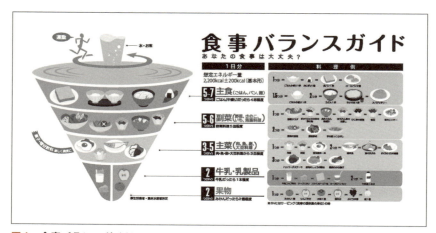

図1　食事バランスガイド
　　（農林水産省　「食事バランスガイド」について　http://www.maff.go.jp/j/balance_guide/）

　食事バランスガイドを用いた食事指導の手法の具体例としては，食事バランスガイド内にあるチェックシート[23]（図2）を活用することで，自らの食事のバランスを視覚的に確認してもらい，過不足のある部分は改善していくように指導する手法などが効果的であると考えられます．

　しかし，この食事指導の効果は短期的であることも示唆されています[24]ので，実際に行う際には，歯科定期健診の際などに定期的に継続して行うことが非常に重要であるといえます．また，我々が行った研究は，歯科医院に自力通院可能な健常な高齢者であるため，要介護高齢者などに対する栄養面への介入を行っていく際には，より高度な栄養管理が必要になると考えられることから，栄養士と連携を密に取りながら，積極的な食事への介入を行っていくことが重要であると考えられます．

■ まとめ

　歯科医師という立場から，高齢者の栄養状態改善，さらにはQOL改善，健康寿命の延伸に貢献するためには，歯科医療のみならず栄養面への介入を行うことの重要性を再認識し，日常歯科臨床の中に食事指導などの栄養面への介入を取り入れるとともに，必要に応じて，栄養士など多職種と連携して診療を行っていくことが非常に重要であると考えられます．

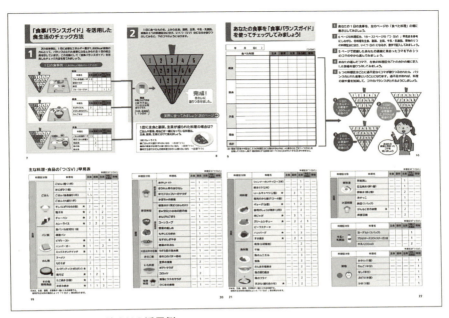

図2 食事バランスガイドの活用例

(農林水産省「食事バランスガイド」教材　高齢者向け解説書
http://www.maff.go.jp/j/balance_guide/b_sizai/attach/pdf/index-56.pdf より)

文献

1) 厚生労働省．平成28年歯科疾患実態調査．
https://www.mhlw.go.jp/toukei/list/dl/62-28-02.pdf
2) 日本老年歯科医学会．『歯科医師と管理栄養士が一緒に仕事をするために』学会の立場表明．
http://www.gerodontology.jp/publishing/file/guideline/guideline_20180402.pdf
3) 日本歯科医師会．「歯科」からのメタボ対策．
https://www.jda.or.jp/metabolic/
4) Soini H, Muurinen S, Routasalo P, et al. Oral and nutritional status--Is the MNA a useful tool for dental clinics. J Nutr Health Aging. 2006；10(6)：495-499；discussion 500-501.
5) Wu LL, Cheung KY, Lam PYP, Gao XL. Oral Health Indicators for Risk of Malnutrition in Elders. J Nutr Health Aging. 2018；22(2)：254-261.
6) Walls AW, Steele JG. The relationship between oral health and nutrition in older people. Mech Ageing Dev. 2004；125(12)：853-857.
7) Yoshihara A, Watanabe R, Nishimuta M, et al. The relationship between dietary intake and the number of teeth in elderly Japanese subjects. Gerodontology. 2005；22(4)：211-8.
8) Kagawa R, Ikebe K, Inomata C, et al. Effect of dental status and masticatory ability on decreased frequency of fruit and vegetable intake in elderly Japanese subjects. Int J Prosthodont. 2012；25(4)：368-375.
9) Sheiham A, Steele J G, Marcenes W, et al. The relationship among dental status, nutrient intake,

and nutritional status in older people. J Dent Res. 2001 ; 80 : 408-413.

10) Paddon-Jones D, Campbell WW, Jacques PF, et al. Protein and healthy aging. Am J Clin Nutr. 2015 ; 101 (6) : 1339S-1345S.

11) Mahdavi-Roshan M, Ebrahimi M, Ebrahimi A. Copper, magnesium, zinc and calcium status in osteopenic and osteoporotic post-menopausal women. Clin Cases Miner Bone Metab. 2015 ; 12 : 18-21.

12) Tuohimaa P, Järvilehto M. Niacin in the prevention of atherosclerosis : Significance of vasodilatation. Med Hypotheses. 2010 ; 75 (4) : 397-400.

13) Prakash N, Kalavathy N, Sridevi J, Premnath K. Nutritional status assessment in complete denture wearers. Gerodontology. 2012 ; 29 (3) : 224-230.

14) Moynihan PJ, Butler TJ, Thomason JM, Jepson NJ. Nutrient intake in partially dentate patients : the effect of prosthetic rehabilitation. J Dent. 2000 ; 28 (8) : 557-563.

15) Iwasaki M, Taylor GW, Manz MC, et al. Oral health status : relationship to nutrient and food intake among 80-year-old Japanese adults. Community Dent Oral Epidemiol. 2014 ; 42 (5) : 441-450.

16) Jauhiainen L, Männistö S, Ylöstalo P, et al. Food Consumption and Nutrient Intake in Relation to Denture Use in 55- to 84-Year-Old Men and Women -Results of a Population Based Survey. J Nutr Health Aging. 2017 ; 21 (5) : 492-500.

17) Moynihan PJ, Elfeky A, Ellis JS, et al. Do implant-supported dentures facilitate efficacy of eating more healthily? J Dent. 2012 ; 40 (10) : 843-850.

18) Bradbury J, Thomason JM, Jepson NJ, et al. Nutrition counseling increases fruit and vegetable intake in the edentulous. J Dent Res. 2006 ; 85 (5) : 463-468.

19) Bartlett DW, Maggio B, Targett D, et al. A preliminary investigation into the use of denture adhesives combined with dietary advice to improve diets in complete denture wearers. J Dent. 2013 ; 41 (2) : 143-147.

20) Amagai N, Komagamine Y, Kanazawa M, et al. The effect of prosthetic rehabilitation and simple dietary counseling on food intake and oral health related quality of life among the edentulous individuals : A randomized controlled trial. J Dent. 2017 ; 65 : 89-94.

21) Suzuki H, Kanazawa M, Komagamine Y, et al. The effect of new complete denture fabrication and simplified dietary advice on nutrient intake and masticatory function of edentulous elderly : A randomized-controlled trial. Clin Nutr. 2018 ; 37 (5) : 1441-1447.

22) Suzuki H, Kanazawa M, Komagamine Y, et al. Changes in the nutritional statuses of edentulous elderly patients after new denture fabrication with and without providing simple dietary advice. J Prosthodont Res. In Press

23) 農林水産省.「食事バランスガイド」について. http://www.maff.go.jp/j/balance_guide/

24) Kanazawa M, Suzuki H, Komagamine Y, et al. Combined effects of new complete denture fabrication and simplified dietary advice on nutrient intake in edentulous elderly patients for 6 months. Clin Oral Investig. 2018 Oct 3. [Epub ahead of print]

3章　口腔保健と栄養をむすぶエビデンス

フレイル，サルコペニアと口腔保健

平野浩彦

■ 背景：健康寿命延伸のキーワード：フレイル，サルコペニアとは

　超高齢社会の日本において，要介護に至る要因としてフレイルやサルコペニアが健康寿命の延伸を目指すうえで注目されています．2014年に日本老年医学会は，それまでの"虚弱"や"老衰"などに代わって，"Frailty"の日本語訳を「フレイル」とする提言を出しました．フレイルとは，加齢に伴う身体的，社会的，精神心理的側面における様々な脆弱化状態を意味し，些細なストレスが生物学的衰えに拍車をかけて健康障害や自立障害を招く危険の高い状態とされます[1]．フレイルは身体的（physical），認知的（cognitive），社会的（social）フレイルと，多面的な要素を持ち，さまざまな介入によってフレイルを改善させる効果が期待されることから，健康寿命延伸の視点として重要な概念です．フレイルの判定基準は，Friedら[2]によって報告されたCardiovascular Health Study（CHS）が国際的に用いられることが多いようです（**表1**）．

　フレイルの3つの要素のうち，身体的フレイルの原因としてサルコペニアが注目されています．サルコペニアは「加齢に伴う筋力の低下，また老化に伴う筋肉量の減少」とされ，Rosenberg[3]により提唱された概念です．サルコペニアの進行は，フレイル・サイクルの悪循環を進めることになり，身体機能，社会活動の低下，さらに栄養障害を引き起こし，死亡率も高くなることが問題視されています．サルコペニアの診断基準は，European Working Group on Sarcopenia in Older People（EWGSOP）[4]，が広

表1　フレイルの評価方法（J-CHS基準）[2]

評価項目	評価基準
1.　体重減少	6か月間で2〜3kg以上の（意図しない）体重減少がある
2.　疲労感	ここ2週間，わけもなく疲れたような感じがする
3.　活動量	①「軽い運動・体操（農作業も含む）を1週間に何日くらいしてますか？」，②「定期的な運動・スポーツ（農作業を含む）を1週間に何日くらいしてますか？」のいずれもしていない
4.　握力	男性26kg未満，女性18kg未満
5.　通常歩行速度	1m/秒未満

（3つ以上でフレイル，1〜2つではプレフレイルに該当）

く用いられていましたが，2018年に改訂されています．またアジア人に適した基準としてAsian Working Group for Sarcopenia（AWGS）[5]が出されています．

■ エビデンス：口腔機能とフレイル，サルコペニアそしてオーラルフレイル

　高齢者口腔機能と生活環境や全身状態の関係について多くの報告がありますが，本項のテーマであるフレイルおよびサルコペニアとの関係についても報告が近年増えており，その注目度が覗えます．Watanabeら[6]は地域在高齢者約5,000人を対象にした調査から，身体的フレイルが重度化した群は，口腔機能（咬合力，舌口唇運動機能）の低下，咬筋厚の菲薄化を報告しています．またMurakamiら[7]は，フレイルの構成因子であるサルコペニアに注目し，サルコペニアが重度化した群は，咀嚼機能が低下していたとの報告をしており，さらにUmekiら[8]は，サルコペニアの重度化により咬筋厚が減少していると報告しています．

　これらの結果は，日本などの超高齢社会を迎えた地域の地域在住高齢者において，フレイル（サルコペニア）が，口腔機能と身体機能の関係の中間因子である可能性を示唆する結果であり，高齢者口腔保健活動を進めるうえでフレイル（サルコペニア）の状況を把握することは重要です．

　また，2014年に「オーラルフレイル」の概念（詳細は後述）が提唱されましたが，Tanakaら[9]はオーラルフレイルの評価として，①自分の歯が20本未満，②滑舌の低下，③噛む力の低下，④舌の力の低下，⑤咀嚼困難（問診），⑥嚥下機能低下（問診）をあげ，6項目のうち3項目以上該当した者をオーラルフレイルとしています．オーラルフレイルに該当した者は，該当しないものと比べ，身体的フレイル発症のリスクが2.4倍，サルコペニアの発症リスクが2.1倍，要介護認定のリスクが2.4倍，総死亡リスクが2.1倍（**図1**）と報告しています．この結果は，オーラルフレイルが健康寿命・延伸に寄与する可能性を裏付けるものとなりました．

■ 実践：高齢者口腔保健活動の変遷
─介護予防からオーラルフレイル・口腔機能低下症へ─

　口腔機能に焦点化したこれまでの高齢者口腔保健活動を中心に触れます．

　健康長寿の延伸を目標に，2006年に予防給付（介護予防事業なども同時に開始された）が創設され，生活習慣病などの「疾患予防」に加え「老年症候群予防（危険な老化の予防）」が高齢期のヘルスプロモーションに導入されました．これは，長寿を目標とした「疾患予防」から「健康長寿」への大きな変曲点です．介護予防のさまざまなサービス（プログラム）の1つとして「口腔機能向上サービス」が導入され，このサービス

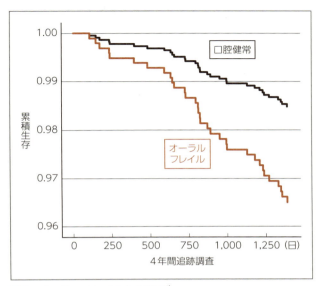

図1 オーラルフレイルと生存率[9]

対象者のスクリーニング項目として，咀嚼機能，嚥下機能などに関する問診，さらに反復唾液嚥下テスト（RSST）などの評価が採用されました[10]．また，2014年度から75歳以上を対象とした後期高齢者歯科健診が国庫補助の形で整備されました[11]．本健診の趣旨は，高齢期歯科保健の主眼とされてきた8020運動に代表される「歯数維持」に加え，「口腔の機能低下予防」を主眼とした内容となったといえます．

以上の変遷は，国の資料からも読み取ることができます．その内容は，多くの高齢者が多くの現在歯数を維持するようになり，超高齢社会における歯科治療（口腔保健活動）への需要は変容を遂げており，従来のその需要はう蝕，さらには歯の形態回復を目的とした「治療中心型」でしたが，しかし高齢化および口腔環境の変化により，口腔機能の維持・改善を目的とした「口腔機能の管理」の需要にも応えていく必要性を示したものとなっています（**図2**）[12]．

以上の公的な健康政策として高齢者に対する口腔保健活動が広がるなか，2016年に厚生労働省よりオーラルフレイルの基本的な概念が提唱されました[13]．オーラルフレイルは，口に関するささいな衰えを放置したり，適切な対応を行わないままにしたりすることで，口の機能低下，食べる機能の障害，さらには心身の機能低下までつながる負の連鎖が生じてしまうことに対して警鐘を鳴らした概念です．オーラルフレイルは4つのフェーズから構成され（**図3**），各名称は，「Ⅰ．口の健康への意識の低下」，

3章 口腔保健と栄養をむすぶエビデンス

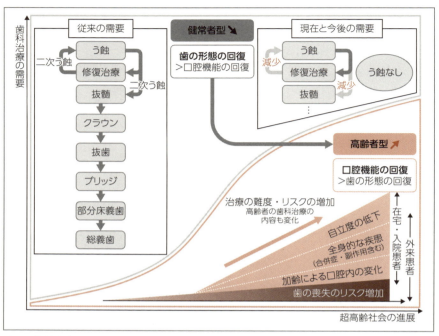

図2 歯科治療の需要の将来予想

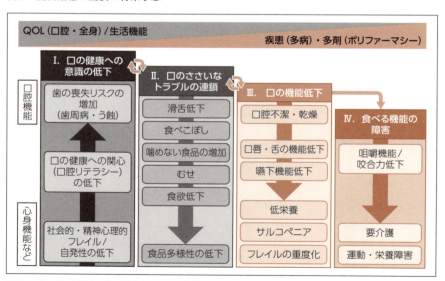

図3 オーラルフレイル概念図 2018年版 （鈴木，飯島，平野，小原，菊谷，渡邊ほか，2013年を，神奈川県オーラルフレイルPJチーム改変，2018年）

「Ⅱ. 口のささいなトラブルの連鎖」，「Ⅲ. 口の機能低下」，「Ⅳ. 食べる機能の障害」です[14]．オーラルフレイル対策はさまざまな地域で取り組まれていますが，神奈川県および神奈川県歯科医師会は2018年から県をあげての対策に取り組んでおり，1つの地域実装モデルとして注目されています[15]．

高齢期における歯科と栄養の連携の重要性はこれまでも指摘されてきましたが，連携を具体的に進めるうえでの課題を共有するためのスタンダードモデルがなかったといえます．オーラルフレイルの概念（図3）は，そのモデルとなりうるものと考えられています．フェーズⅠからⅢの各ステップにおいて口腔保健に関する課題が整理されており，さらに栄養に関連した課題も可視化されたモデルとなっています．

また，日本歯科医師会は一連の動向に早くから対応し，2016年には同会Webサイトに「『8020運動』に代表される国民運動をさらに発展させるべく，『オーラルフレイル』という新たな考え方を加え健康長寿をサポートするべく，発信・啓発していく」との掲載[16]，2017年にはオーラルフレイルに関する国民向け冊子[17]，令和元年である2019年には歯科医療者向けの冊子[18]を出版しました．

国の動きとしては，2018年度から「口腔機能低下症」が新たに医療保険病名として整備され，その診断として，口腔衛生状態不良，口腔乾燥，咬合力低下，舌口唇運動機能低下，低舌圧，咀嚼機能低下，嚥下機能低下の口腔機能精密検査が導入されました．口腔機能低下に対する管理の視点は，『口腔機能低下症に関する基本的な考え方（日本歯科医学会）』において『加齢や全身疾患によっても口腔機能が低下しやすく，また，低栄養や廃用，薬剤の副作用等によっても修飾されて複雑な病態を呈することが多い．そのため，個々の高齢者の生活環境や全身状態を見据えて口腔機能を適切に管理する必要がある』とされています[19]．「口腔機能低下症」は，オーラルフレイルの3つ目のフェーズである「Ⅲ. 口の機能低下」に相当し，「Ⅳ. 食べる機能の障害」に相当する摂食嚥下障害と併せ，医療保険病名に基づき医療的に管理可能となったこととなります．

■ おわりに

日本は世界に冠たる長寿国となりましたが，近年，寿命の長さだけでなく健康寿命に注目が集まっています．健康寿命の延伸を検討する1つの視点として，心身および社会的といった多面的なトラブルが連鎖して機能障害に至るFrailtyモデル（Friedら）や，その構成因子であるサルコペニアなどに近年注目が集まっています．また，口腔機能低下予防が健康寿命延伸に寄与する知見に基づき，高齢期口腔保健活動を円滑に進めるうえでのモデルとしてオーラルフレイルの概念が出されました．今後，オーラルフレイルの評価基準の標準化，知見の蓄積などが期待されています．

3章　口腔保健と栄養をむすぶエビデンス

文献

1) 荒井秀典. フレイルの意義. 日老医誌. 2014；51：497-501.

2) Fried LP, Tangen CM, et al. Frailty in older adults：evidence for a phenotype. J Gerontol A Biol Sci Med Sci. 2001；56：M146-156.

3) Rosenberg I. Summary comments：epidemiological and methodological problems in determining nutritional status of older persons. Am J Clin Nutr. 1989；50：1231-1233.

4) Cruz-Jentoft, A J, Baeyens JP, Bauer J, et al. Sarcopenia：European consensus on definition anddiagnosis：Report of the European Working Groupon Sarcopenia in Older People, Age Ageing. 2010；39：412-423.

5) Chen LK, Liu LK, Woo J, et al. Sarcopenia in Asia：Consensus Report of the Asian Working Group for Sarcopenia, J Am Med Dir Assoc. 2014；15：95-101.

6) Watanabe Y, Hirano H, Arai H, et al. Relationship Between Frailty and Oral Function in Community-Dwelling Elderly Adults. J Am Geriatr Soc. 2017 Jan；65 (1)：66-76.

7) Murakami M, Hirano H, Watanabe Y, et al. Relationship between chewing ability and sarcopenia in Japanese community-dwelling older adults. Geriatr Gerontol Int. 2014；15：1007-1012.

8) Umeki K, Watanabe Y, Hirano H, et al. The relationship between masseter muscle thickness and appendicular skeletal muscle mass in Japanese community-dwelling elders：A crosssectional study, Arch Gerontol Geriatr. 2018；78：18-22.

9) Tanaka T, Hirano H, Watanabe Y, et al. Oral Frailty as a Risk Factor for Physical Frailty and Mortality in Community-Dwelling Elderly. J Gerontol A Biol Sci Med Sci. 2018；73 (12)：1661-1667.

10) 口腔機能向上マニュアル～高齢者が一生おいしく，楽しく，安全な食生活を営むために～ (改訂版) 平成21年3月「口腔機能向上マニュアル」分担研究班 研究班長 日本大学歯学部摂食機能療法学講座教授 植田 耕一郎.

11) 厚生労働省医政局歯科保健課. 後期高齢者を対象とした歯科健診マニュアル 平成30年 10月.

12) 日本歯科医学会. 口腔機能低下症に関する基本的な考え方 平成30年3月

13) 平成25年度厚生労働省老人保健健康増進等事業「食 (栄養) および口腔機能に着目した加齢症候群の概念 の確立と介護予防 (虚弱化予防) から要介護状態に至る口腔ケアの包括的対策の構築に関する研究」報告書. 国立長寿医療研究センター，2014.

14) オーラルフレイルハンドブック　歯科専門職向け. 神奈川県健康増進課/一般社団法人　神奈川県歯科医師会

15) 神奈川県. オーラルフレイル対策.
http://www.pref.kanagawa.jp/docs/cz6/cnt/s001/oralfrail.html

16) 日本歯科医師会. オーラルフレイル.
https://www.jda.or.jp/enlightenment/oral/about.html

17) 日本歯科医師会. オーラルフレイル (患者向け資料).
https://www.jda.or.jp/pdf/oral_flail_leaflet_web.pdf

18) 日本歯科医師会. 歯科診療所におけるオーラルフレイル対応マニュアル2019年版.

19) 中医協資料 (2017年12月06日)「歯科医療 (その2)」

3章 口腔保健と栄養をむすぶエビデンス

よく噛むことと栄養

葭原明弘・宮本 茜

■ 背景

　食事を摂り，栄養を摂取することは，生命を維持しで健康な生活を送るために欠かすことはできません．では，歯科疾患（う蝕や歯周病など）によって歯の喪失が起こると，食品摂取にどのように影響が出るのでしょうか．口腔機能を維持してよく噛めるようにすることは，健康的な食生活につながり，最終的には健康寿命の延伸に寄与するものと考えられます（図1）．

　また，肥満者には，咀嚼回数が少なく摂食時間が短い「速食い」の者が多いといわれています．肥満はいうまでもなくさまざまな全身疾患と関連していることから，よく噛み，時間をかけてバランスの良い食事をとることは生活習慣病予防に大きな影響を与えると考えられます．

■ エビデンス

　歯の喪失による咀嚼能力の低下は，総摂取エネルギー量や各栄養素の摂取量に影響を与えることが報告されています[1]．わが国の高齢者を対象とした調査において，咀嚼能力の高い群と低い群で栄養摂取状況を比較したところ，咀嚼能力の低い男性にお

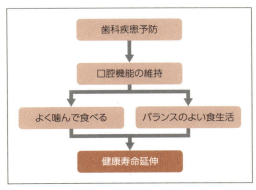

図1　口腔の健康と栄養の関連

いて総摂取エネルギー量，緑黄色野菜群および野菜・果物群の摂取量が有意に少なくなっていました[2]．また，現在歯数が19本以下の群は20本以上の群と比較すると食品群として野菜，魚介類の摂取量が有意に低く（**図2**），栄養素としてたんぱく質，ナトリウム，ビタミンD，ビタミンB_1，ビタミンB_6，ナイアシン，およびパントテン酸の摂取量が有意に低い値を示しました（**図3**）[3]．特に野菜・果物類には噛みにくいと考えられている食品が多く[4]，咀嚼能力の低い群ではこれらの食品摂取を避けることで，摂取量の減少につながったと考えられます．野菜，果物，魚介類はビタミン類，不飽和脂肪酸の優秀な供給源で，抗炎症・抗酸化作用を持ち，炎症性サイトカインの産生や酸化ストレスを抑制し，結果として非感染性疾患（NCDs）の予防に役立つと考えられます[5,6]．

　一方，口腔機能の低下が摂取量の上昇につながる場合も報告されています．Wakaiら[7]は無歯顎者と現在歯数25本以上の者を比較すると，無歯顎者では，米および菓子類の摂取量がそれぞれ9.5％および29.6％多いこと，栄養素として炭水化物摂取量が6.1％多いことを報告しています．同様に，安藤[8]は国民健康・栄養調査の個票データによる解析から，質問紙に基づいた咀嚼に問題がない群と咀嚼に問題がある群を比較すると，咀嚼に問題がある群で穀類の摂取エネルギーが有意に高いことを明らかにしています．穀類などGI（glycemic index：食後血糖値の上昇度を示す指標）の高い食品の過剰摂取は2型糖尿病のリスクを上昇させます．こうしたことから，歯科疾患は栄養という経路を介してNCDsのリスクと深く関わっていると考えられます．29,584名を対象とした15年間の追跡調査においても，歯の喪失がNCDsによる死亡のリスクと関連していることが報告されています[9]．

　さらに，急いで食べるときに比べて，ゆっくり食べるときの方が食後のエネルギー消費量が有意に増加し，消化管の血流もゆっくり食べたときの方が有意に高くなりました．ゆっくり食べると消化・吸収活動が増加することに関連してエネルギー消費量が高くなったものと推察されます[10]．また，2型糖尿病患者59,717人を対象にした調査において，肥満（BMIが25以上）の割合が，食べる速度がゆっくりである人ほど少なくなり，ウエスト周囲径も細くなる傾向があることがわかりました[11]．咀嚼回数を一口あたり30回に決め，これを毎食事に励行するという保健指導を行った結果，ある程度の体重減少効果が認められたという報告もあります[12]．これらの結果から，ゆっくりよく噛んで食べることが減量や肥満予防に役立つと期待されます．

■ 実際

　よく噛んでバランスの良い食事をとることを阻害する最も大きな要因は，う蝕や歯周病などの歯科疾患による歯の喪失です．歯の喪失による咀嚼機能の低下は食品の選

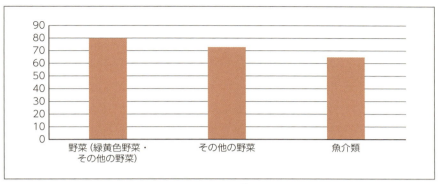

図2 現在歯数に見た口腔の健康と食品群別摂取量[3]
現在歯数20本以上の対象者の摂取量を100としたときの,現在歯数19本以下の対象者の摂取量(統計学的に有意なものを選択)

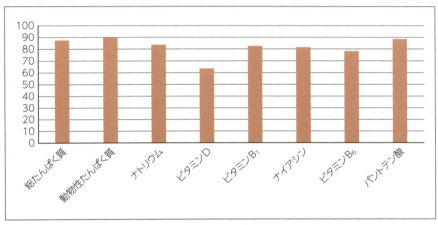

図3 現在歯数に見た口腔の健康と栄養素別摂取量[3]
現在歯数20本以上の対象者の摂取量を100としたときの,現在歯数19本以下の対象者の摂取量(統計学的に有意なものを選択)

択の幅を少なくし,QOLの大きな要素である「食事の楽しみ」を減少させてしまいます.さらに,「食べる」ことが単なる栄養摂取の手段ということだけではなく,行動意欲を起こさせる心理的効果も期待でき,それによって身体機能の維持につながることが示唆されています.

したがって,歯科疾患の予防によって歯の喪失を防ぐことがなにより重要となります.日頃から定期的に歯科を受診し,歯科疾患を予防することが推奨されます.

3章　口腔保健と栄養をむすぶエビデンス

　また，肥満予防のためには早食いの習慣を改善することも重要です．食事指導では栄養学的な観点に加え，ゆっくりとよく噛んで食べるといった食事スタイルについても言及することが求められます．

■ まとめ

　バランスの良い食事を摂ることができるように，歯科疾患を予防し，歯の喪失を防ぐこと，早食いをせずによく噛んで食べることは健康寿命の延伸につながります．

参考文献

1) Sheiham A, Steel JG, Marcenes W, et al. The relationship among dental status, nutrient intake, and nutritional status in older people. J Dent Res 2001.80：408-413.
2) 神森秀樹，葭原明弘，安藤雄一，宮崎秀夫．健常高齢者における咀嚼能力が栄養摂取に及ぼす影響，口腔衛生会誌．2001；53：13-22.
3) Yoshihara A, Watanabe R, Nishimuta M, et al. The relationship between dietary intake and the number of teeth in elderly Japanese subjects. Gerodontology. 2005；22：211-218.
4) Walls AW, Steele JG, Sheiham A, et al. Oral health and nutrition in older people. J Public Health Dent. 2000；60（4）：304-307.
5) Knekt P, Ritz J, Pereira MA, et al. Antioxidant vitamins and coronary heart disease risk：a pooled analysis of 9 cohorts. Am J Clin Nutr. 2004；80（6）：1508-1520.
6) Leitzmann MF, Stampfer MJ, Michaud DS, et al. Dietary intake of n-3 and n-6 fatty acids and the risk of prostate cancer. Am J Clin Nutr. 2004；80：204-216.
7) Wakai K, Naito M, Naito T, et al. Tooth loss and intakes of nutrients and foods：a nationwide survey of Japanese dentists. Community Dent Oral Epidemiol. 2010；38（1）：43-49.
8) 安藤雄一．咀嚼と栄養摂取，In：日本歯科総合研究機構編．健康寿命を延ばす歯科保健医療　歯科医学的根拠とかかりつけ歯科医．医歯薬出版．2009. p.1041.
9) Abnet CC, Qiao YL, Dawsey SM, et al. Tooth loss is associated with increased risk of total death and death from upper gastrointestinal cancer, heart disease, and stroke in a Chinese population-based cohort. Int J Epidemiol. 2005；34：467-474.
10) Hamada Y, Kashima H, Hayashi N. The number of chews and meal duration affect diet-induced thermogenesis and splanchnic circulation. Obesity (Silver Spring). 2014；22（5）：E62-69.
11) Hurst Y, Fukuda H. Effects of changes in eating speed on obesity in patients with diabetes：a secondary analysis of longitudinal health check-up data. BMJ Open. 2018；8：e019589. doi：10.1136/
12) 石田貞代．褥婦への咀嚼指導がBMI 減少・健康への関心・不安緩和におよぼす効果．お茶の水医学雑誌．2005；53（3）：67-76.

3章　口腔保健と栄養をむすぶエビデンス

認知症予防と栄養・口腔保健

葭原明弘・宮本　茜

■ 背景

　高齢者では，咀嚼機能や嚥下機能の低下などにより食事に困難をきたしやすくなります．さらに，認知症になると身体機能のほか，認知症病型，中核症状の重症度，生活リズム，服薬状況，環境，行動・心理症状（BPSD）などの要因が相まって，食事に関する問題をさらに抱えることが多くなります．

　単身世帯の高齢者では特に食品摂取の多様性が乏しくなりがちです．近年の研究では食事内容と認知機能の低下，認知症の発症に関連があるという報告もあり，食事指導を行うことは，認知機能の低下を予防する一助となりえます．

　また，歯周病の重症化は歯の喪失に至り，咀嚼機能をはじめとする口腔機能の低下をもたらします．認知症の発症・重症化を予防する観点において歯周病や歯の喪失予防の有効性に関する検討が求められています．

■ エビデンス

　2000年以降，欧米の研究者から相次いでアルツハイマー型認知症（以下，AD）の発症に食事・栄養が密接に関係することが報告されています[1,2]．低エネルギーの食事は酸化ストレスを減らし，認知機能低下に対して保護的な効果を発揮し[3]，高エネルギーの食事は酸化ストレス増加を招き，認知機能障害の危険因子と考えることができます[4]．また，食事パターンとしては，「地中海食」が認知機能低下に予防的に作用するという報告があります[5,6]．

　近年ではわが国でも食事と認知症の関係を調べた調査が行われ，小澤ら[7]の行なった調査では，大豆・大豆製品，緑黄色野菜，淡色野菜，藻類，牛乳・乳製品の摂取量が多く，米の摂取量が少ないという食事パターンの傾向が強いほど認知症の発症リスクが有意に低いという結果になりました．

　また，2014年に行われた研究[8]において，日本人では認知症，AD，および脳血管性認知症のいずれについても，牛乳および乳製品の摂取量が多いほど発症率が低くなる有意な負の関連が認められました．これらのことから乳製品の摂取が認知機能に予防的に働く可能性があるといえるでしょう．

79

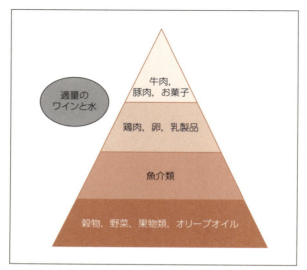

図1 地中海食ピラミッド（下に行くほど摂取量を多めに）
https://www.nisshin.com/company/research/secret/appeal/ より

　さらに2015年の研究[9]では，食事制限（エネルギー制限，栄養指導）による意図的な体重減少はMCI（軽度認知障害）患者の認知機能改善と関連しており，AD患者の介護者を対象とした栄養教育プログラムが患者の認知機能に正の効果を及ぼし得るとの報告もあることから[10]，高齢者およびその家族，介護者に食事指導を行うことは認知機能低下の予防に効果的であることが考えられます．

　また，歯周病や歯数については認知症の発症に関し多くの研究で有意な関連が認められています[11-15]．2017年には歯周病についてのレビューで重度の歯周病とADは有意な関連があると報告され[12]，同じく2017年に歯の喪失は認知症およびADの発症リスクを増加させると報告がありました[13]．また，口腔ケアを受けている者は口腔ケアを受けていないものに比べて，有意に認知機能の低下が抑制されていたという結果も出ています[16]．以上のことから，口腔衛生状態を良好にし，歯周病や歯の喪失の予防をしていくことが，認知症の発症予防に寄与することが示唆されます．

■ 実際

　認知機能低下に予防的な作用が認められている「地中海食」は穀類，野菜・果物類，乳製品，魚介類をバランス良く摂取する食事パターンで，植物性食品や魚介類が主体となり，食品の加工を最小限にとどめ，オリーブオイルを多く用います（**図1**）．

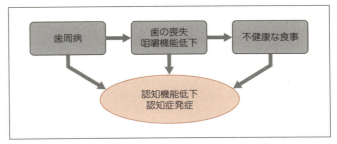

図2 認知機能低下・認知症発症と口腔疾患との関連

　う蝕や歯周病によって歯が喪失してしまうと，摂取できる食品に偏りが生じ，栄養バランスも崩れがちとなり，「地中海食」で用いられる食材の使用から遠ざかってしまいます．その結果，認知機能の低下や認知症の発症を引き起こす可能性が高くなります（図2）．

　歯科での口腔管理によって，歯の喪失予防のサポートを行うとともに，管理栄養士などと連携し，口腔状態に合った過不足のない栄養の摂取を調整してもらうことで，認知機能の低下や認知症の発症の予防および進行の遅延を図ることが可能となります[9,17]．

　また，認知機能が低下すると口腔清掃にむらがでるために口腔衛生状態が低下しやすく，口腔ケアや歯科治療の際に強い拒否を示すことも多くなります．健常な時から口腔管理を習慣化させ，定期的な歯科介入を継続することにより，歯科スタッフや治療環境に接する機会を増やしておくことで歯科治療を受け入れやすい環境を構築することは有用です．また，定期的な歯科介入により良好な口腔環境を維持することは，口から食べること，および栄養摂取を支援する面からも重要です．

■ まとめ

　口腔衛生状態を良好に保ち，歯科疾患を予防することは健康的な食生活の維持に寄与し，認知機能の低下，認知症発症を予防することにつながります．

文献

1) Barberger-Gateau P, Letenneur L, Deschamps V, et al. Fish, meat, and risk of dementia : cohort study. BMJ. 2002 ; 325 (7370) : 932-933.
2) Morris MC, Evans DA, Bienias JL, et al. Consumption of fish and n-3 fatty acids and risk of incident Alzheimer disease. Arch Neurol. 2003 ; 60 (7) : 940-946.
3) Mattson MP, Chan SL, Duan W. Modification of brain aging and neurodegenerative disorders

3章　口腔保健と栄養をむすぶエビデンス

by genes, diet, and behavior. Physiol Rev. 2002 ; 82 (3) : 637-672.

4) Butterfield D, Castegna A, Pocernich C, et al. Nutritional approaches to combat oxidative stress in Alzheimer's disease.. J Nutr Biochem. 2002 ; 13 (8) : 444.

5) Trichopoulou A, Kyrozis A, Rossi M, et al. Mediterranean diet and cognitive decline over time in an elderly Mediterranean population. Eur J Nutr. 2015 ; 54 (8) : 1311-1321.

6) Singh B, Parsaik AK, Mielke MM, et al. Association of mediterranean diet with mild cognitive impairment and Alzheimer's disease : a systematic review and meta-analysis. J Alzheimers Dis. 2014 ; 39 (2) : 271-282.

7) Ozawa M, Ninomiya T, Ohara T, et al. Dietary patterns and risk of dementia in an elderly Japanese population : the Hisayama Study. Am J Clin Nutr. 2013 ; 97 (5) : 1076-1082.

8) Ozawa M, Ohara T, Ninomiya T, et al. Milk and dairy consumption and risk of dementia in an elderly Japanese population : the Hisayama Study. J Am Geriatr Soc. 2014 ; 62 (7) : 1224-30.

9) Horie NC, Serrao VT1, Simon SS, et al. Cognitive Effects of Intentional Weight Loss in Elderly Obese Individuals With Mild Cognitive Impairment. J Clin Endocrinol Metab. 2016 ; 101 (3) : 1104-1112.

10) Ngandu T, Lehtisalo J, Solomon A, et al. A 2 year multidomain intervention of diet, exercise, cognitive training, and vascular risk monitoring versus control to prevent cognitive decline in at-risk elderly people (FINGER) : a randomised controlled trial. Lancet. 2015 ; 385 (9984) : 2255-2263.

11) Lee YL, Hu HY, Huang LY, et al. Periodontal Disease Associated with Higher Risk of Dementia : Population-Based Cohort Study in Taiwan. J Am Geriatr Soc. 2017 ; 65 (9) : 1975-1980.

12) Leira Y, Domínguez C, Seoane J, et al. Is Periodontal Disease Associated with Alzheimer's Disease? A Systematic Review with Meta-Analysis. Neuroepidemiology. 2017 ; 48 (1-2) : 21-31.

13) Takeuchi K, Ohara T, Furuta M, et al. Tooth Loss and Risk of Dementia in the Community : the Hisayama Study. J Am Geriatr Soc. 2017 ; 65 (5) : e95-e100.

14) Li J, Xu H, Pan W, Wu B4. Association between tooth loss and cognitive decline : A 13-year longitudinal study of Chinese older adults. PLoS One. 2017 ; 12 (2) : e0171404. doi : 10.1371

15) Cerutti-Kopplin D, Feine J, Padilha DM, et al. Tooth Loss Increases the Risk of Diminished Cognitive Function : A Systematic Review and Meta-analysis JDR Clinical & Translational Research. 2016 : 10-19.

16) Kikutani T, Yoneyama T, Nishiwaki K, et al. Effect of oral care on cognitive function in patients with dementia.. Geriatr Gerontol Int. 2010 ; 10 (4) : 327-328.

17) Ogata S, Tanaka H, Omura K, et al. Association between intake of dairy products and short-term memory with and without adjustment for genetic and family environmental factors : A twin study. Clin Nutr. 2016 ; 35 (2) : 507-513.

3章　口腔保健と栄養をむすぶエビデンス

摂食嚥下と栄養

竹内研時

■ 背景

　高齢者が健康に長生きをするためには，適切な栄養状態の保持が重要であり，その基盤となる食物や水分の摂取に密接に関わる摂食嚥下機能の低下には，特に注意が必要です．摂食嚥下とは，食べ物を認識してから口を経由して胃のなかへ送り込むまでの一連の動作のことを指し[1]，この動作の過程で障害が生じた場合，摂食嚥下障害とよばれます[2]．

　高齢者は一般的に，咬み合わせの障害や食欲不振，認知機能の低下といった加齢変化や健康障害などに起因してしばしば食物や水分の摂取量が減少するため，そこに摂食嚥下障害が加わると低栄養のリスクはさらに上昇すると考えられます．また，ひとたび低栄養状態に陥ると咬合や嚥下に関わる筋肉量の低下も同時に生じるため，起点となっていた摂食嚥下障害自体がさらに増悪し，フレイル・サイクルを通じて要介護・寝たきりの状態へ移行する引き金にもなり得ます（図1）．

　超高齢社会を迎えたわが国では，高齢者が抱える健康障害の種類や程度が様々であることはもちろん，居住環境も多様化しています．これらは，摂食嚥下障害と低栄養

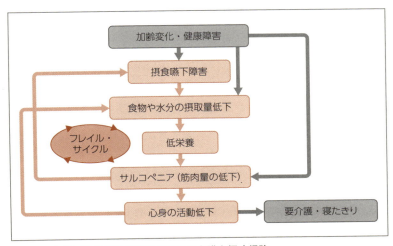

図1　摂食嚥下障害が低栄養を通じて要介護を招く経路

3章　口腔保健と栄養をむすぶエビデンス

表1　摂食嚥下障害と低栄養の関係（在宅高齢者）

著者	報告年	人数，年齢	調査地域	研究デザイン	予測因子
Serra-Prat et al.[3]	2012	254名（男性136名，女性118名），70歳以上	スペイン	コホート（1年）	V-VSTに基づく摂食嚥下障害の有無
Furuta et al.[4]	2013	286名（男性75名，女性211名），60歳以上	日本	横断	頸部聴診法に基づく摂食嚥下障害の有無
Kikutani et al.[5]	2013	716名（男性240名，女性476名），83.2±8.6歳	日本	横断	頸部聴診法に基づく摂食嚥下障害の有無
Takeuchi et al.[6]	2014	874名（男性345名，女性529名），65歳以上	日本	横断	DRACEに基づく摂食嚥下障害リスクの有無
Okabe et al.[7]	2016	177名（男性47名，女性130名），60歳以上	日本	コホート（1年）	頸部聴診法に基づく摂食嚥下障害の有無
Wakabayashi et al.[8]	2016	237名（男性90名，女性147名）中の120名が地域在住高齢者，65歳以上	日本	横断	EAT-10に基づく摂食嚥下障害の有無
Chatindiara et al.[9]	2018	257名（男性120名，女性137名），65歳以上	ニュージーランド	横断	EAT-10に基づく摂食嚥下障害の有無

DRACE＝Dysphagia Risk Assessment for the Community-dwelling Elderly, EAT-10＝10-item Eating Assessment Tool, MNA＝Mini Nutritional Assessment, MNA-SF＝Mini Nutritional Assessment-Short Form, V-VST＝Volume-Viscosity Swallow Test

の関係を修飾すると考えられます．そこで本項では，さまざまな医療・健康管理の現場を在宅と施設入所の大きく2つに大別し，高齢者の摂食嚥下障害と低栄養との関連のエビデンスを整理します．

■ エビデンス

　摂食嚥下障害と低栄養の関連について，電子検索データベースのPubMedを用いて2018年12月時点で確認が可能な英語原著論文を検索し，精査を行った結果，在宅高齢者を対象とした7つの報告[3-9]と施設入所高齢者を対象とした8つの報告[10-17]が抽出されました．

1）在宅高齢者における摂食嚥下障害と低栄養の関連（表1）

　在宅高齢者を対象に摂食嚥下障害と低栄養の関連について検討した7報の内訳は，2報がコホート研究[3,7]で，残りの5報は横断研究[4-6,8,9]でした．摂食嚥下障害の判定

摂食嚥下と栄養

アウトカム	調整因子	主な結果
MNAに基づく低栄養の有無	年齢, Barthel Index, ベースライン時の栄養状態	摂食嚥下障害を有する者はそうでない者に比べて1年後に低栄養であるリスクが2.3倍 (95% CI=0.96-5.57) 高かったものの, 有意差は認めなかった.
MNA-SFスコア	性, 年齢, 併存疾患指数, Barthel Index, 認知機能, 歯数, 義歯の有無	摂食嚥下障害の有無はMNAスコアと有意な負の関連を示した.
MNA-SFに基づく低栄養の有無	性, 年齢, 併存疾患指数, Barthel Index, 認知機能, 咬合状態, 独居の有無	摂食嚥下障害を有する者はそうでない者に比べて低栄養である割合が2.9倍 (95% CI=1.48-5.62) 有意に高い.
MNA-SFに基づく低栄養の有無	性, 年齢, 趣味の有無, 1日の食事回数, プラーク量, 脳血管疾患の既往, 脂質異常症の既往	摂食嚥下障害リスクを有する者はそうでない者に比べて低栄養である割合が1.3倍 (95% CI=1.01-1.67) 有意に高い.
MNA-SFに基づく低栄養の有無	性, ベースライン時の栄養状態	摂食嚥下障害を有する者はそうでない者に比べて1年後に低栄養であるリスクが5.2倍 (95% CI=1.65-16.43) 有意に高い.
MNA-SFスコア	性, 年齢, 居住環境 (地域在住, 介護施設入居, 急性期病棟)	摂食嚥下障害の有無はMNAスコアと有意な負の関連を示した.
MNA-SFスコアが11点以下 (栄養リスク群) か否か	性, 年齢, 人種, 婚姻状態, 独居の有無, 収入源, 教育歴	摂食嚥下障害を持たない者は持つ者に比べて栄養リスク群である割合が0.3倍 (95% CI=0.09-0.97) 有意に低い.

基準は, 頸部聴診法を用いた報告が3報[4,5,7], EAT-10 (10-item eating assessment tool) が2報[8,9], 地域高齢者誤嚥リスク評価指標 (DRACE：dysphagia risk assessment for the community-dwelling elderly)[6] と V-VST (volume-viscosity swallow test)[9] が各1報でした. 低栄養の判定基準は, 7報すべてがMNA (mini nutritional assessment)[3] またはMNA-SF (mini nutritional assessment-short form)[4-9] を用いていました. 結果に関して, Serra-Pratら[3]の報告では摂食嚥下障害を有する者は1年後の低栄養リスクが高くなる傾向を示したものの, 有意差は認めませんでした. その一方で, 残りの6報[4-9]すべてが摂食嚥下障害を有する場合に低栄養であるリスクが有意に高まる関係を示しました.

2) 施設入所高齢者における摂食嚥下障害と低栄養の関連 (表2)

施設入所高齢者を対象に摂食嚥下障害と低栄養の関連について検討した報告は, 8報すべてが横断研究[10-17]でした. 摂食嚥下障害の判定基準は, 質問紙法を用いた報告

3章　口腔保健と栄養をむすぶエビデンス

表2　摂食嚥下障害と低栄養の関係（施設入所高齢者）

著者	報告年	人数，年齢	調査地域	研究デザイン	予測因子
Suominen et al.[10]	2005	2,114名（男性409名，女性1,705），平均年齢82歳	フィンランド	横断	質問紙に基づく摂食嚥下障害の有無
Challa et al.[11]	2007	128,514名（男性32,887名，女性95,627名），60歳以上	アメリカ	横断	質問紙に基づく摂食嚥下障害の有無
Valentini et al.[12]	2009	2,137名（男性463名，女性1,674名），84±9歳	オーストリア，ドイツ	横断	施設職員の観察に基づく摂食嚥下障害の有無
Tannen et al.[13]	2012	5,521名（男性1,121名，女性4,400名），84.9±9.8歳	ドイツ	横断	質問紙に基づく摂食嚥下障害の有無
Hirose et al.[14]	2014	1,098名（男性324名，女性774名）中の587名が介護施設入居，65歳以上	日本	横断	看護師の問診に基づく摂食嚥下障害の訴えの有無
Namasivayam-MacDonald et al.[15]	2017	639名（男性199名，女性440名），62-107歳	カナダ	横断	とろみ剤使用の有無，STAND，食事中のむせや咳の有無のいずれかで摂食嚥下障害を判定
Huppertz et al.[16]	2018	6,347名（男性1,893名，女性4,454名），65歳以上	オランダ	横断	質問紙に基づく摂食嚥下障害の有無
Lindmark et al.[17]	2018	1,156名（男性443名，女性713名）中の654名が介護施設入居，82.8±7.9歳	スウェーデン	横断	ROAG-J内の摂食嚥下の項目に基づく障害の有無

ADL＝Activities of Daily Living, BMI＝Body Mass Index, CDS＝Care Dependency Scale, CPS＝Cognitive Performance Scale, ESPEN＝European Society for Clinical Nutrition and Metabolism, MNA-SF＝Mini Nutritional Assessment-Short Form, PG-SGA＝Patient-Generated Subjective Global Assessment, ROAG-J＝Revised Oral Assessment Guide-Jonkoping, STAND＝Screening Tool for Acute Neuro Dysphagia

が4報[10,11,13,16]，施設職員の観察[12]，看護師の問診[14]，とろみ剤使用の有無とSTAND（screening tool for acute neuro dysphagia）と食事中のむせや咳の有無の3種類の評価を併用した研究[15]，ROAG-J（revised oral assessment guide-jonkoping）内の摂食嚥下に関する項目を用いた研究[17]が各1報でした．低栄養の判定基準は，MNA[10]またはMNA-SF[14,17]が3報，BMI（body mass index）が3報[11-13]，PG-SGA（patient-generated subjective global assessment）[15]とESPEN（european society for clinical nu-

86

摂食嚥下と栄養

アウトカム	調整因子	主な結果
MNAに基づく低栄養の有無	性，年齢，食事摂取量，ADL，認知症，便秘，間食，体重管理の有無	摂食嚥下障害を有する者はそうでない者に比べて低栄養であるリスクが3.0倍（95% CI=2.10-4.37）有意に高い.
BMIが18.5kg/m^{2}未満（低栄養）か否か	性，年齢，人種，咬合障害，口腔内の痛みや腫れ等の問題の有無，ADL，CPS，服薬，食欲減退，病床数や定員充足率等の施設の特性，施設の地理的特性	摂食嚥下障害を有する者はそうでない者に比べて低栄養であるリスクが1.2倍（95% CI=1.17-1.28）有意に高い.
BMIが22kg/m^{2}未満（低栄養）か否か，施設職員の観察に基づく栄養リスク群か否か	年齢，認知症の重症度，歩行・外出状況，入居期間，服薬数，鎮静剤の使用有無	摂食嚥下障害を有する者はそうでない者に比べて低栄養であるリスクが1.7倍（95% CI=1.24-2.30），栄養リスク群であるリスクが1.9倍（95% CI=1.40-2.54）それぞれ有意に高い.
BMIが20kg/m^{2}以下（低栄養）か否か	性，年齢，食欲減退，嘔吐，吐き気，咬合障害，上肢の不自由，痛み，多剤併用，急性疾患	摂食嚥下障害を有する者はそうでない者に比べて低栄養であるリスクが1.6倍（95% CI=1.2-2.2）有意に高い.
MNA-SFに基づく低栄養の有無	性，年齢，服薬数，居住環境（介護施設入居，地域在住）	摂食嚥下障害を有する者はそうでない者に比べて低栄養であるリスクが2.6倍（95% CI=1.43-4.69）有意に高い.
PG-SGAに基づく低栄養の有無	無し	摂食嚥下障害を有する者はそうでない者に比べて低栄養であるリスクが1.6倍（95% CI=1.17-2.24）有意に高い.
ESPENの定義に基づく低栄養の有無	性，年齢，CDS，がんの既往，糖尿病の既往，脳卒中と他の循環器疾患の既往，筋骨格系疾患の既往，精神疾患	摂食嚥下障害を有する者はそうでない者に比べて低栄養である割合が1.8倍（95% CI=1.2-1.9）有意に高い.
MNA-SFに基づく低栄養の有無	性，年齢，食事摂取量，水分摂取量，全身の主観的健康観，居住環境（介護施設入居，病棟，通所リハを含む地域在住）	摂食嚥下障害を有する者はそうでない者に比べて低栄養であるリスクが3.7倍（95% CI=1.87-7.25）有意に高い.

trition and metabolism）[16]が各1報でした．結果に関して，8つの報告[10-17]すべてが摂食嚥下障害を有する場合に低栄養であるリスクが有意に高まる関係を示しました．

■ 摂食嚥下障害評価の実際

　以上のエビデンスから，摂食嚥下障害は，在宅と施設入所のいずれの現場においても，高齢者の低栄養の重要なリスク因子となることが改めて示されました．また，施

87

3章　口腔保健と栄養をむすぶエビデンス

設入所高齢者において特に顕著だったように，摂食嚥下障害の評価法はさまざまなものが存在し，このことは同じ居住環境の高齢者のなかでも摂食嚥下障害の有病率の幅が広いことの一因となっています[2]．そこで最後に，実際の現場で用いられる摂食嚥下障害の評価法をまとめます．

摂食嚥下障害の評価法としては，嚥下造影検査（videofluoroscopic examination of swallowing：VF）と嚥下内視鏡検査（videoendoscopic examination of swallowing：VE）がゴールドスタンダードとされています[18, 19]．しかし，どちらの評価法も，その操作には専門技術を要するため，歯科専門職であっても初心者がいきなり実施することはできません[20]．そのため，まずは摂食嚥下障害のスクリーニング評価を行い，その後より精密な検査を行ったうえで，患者の現状に見合った治療やリハビリテーションの方針を立案することが現場では推奨されています．摂食嚥下障害のスクリーニング評価としては，液体や固形物等を用いた方法と質問紙法の大きく分けて2種類の方法が存在します．特に質問紙法（**表3**）は，多職種連携の観点から，医療従事者はもちろんのこと，医療・介護に携わるあらゆる者が簡単に利用可能なため，幅広く普及し，その有用性も近年認められています[21-24]．

■ まとめ

以上のことから，摂食嚥下障害のスクリーニング評価を広く現場に普及させることは，摂食嚥下障害を有する者の早期発見に寄与するだけでなく，保健師・栄養士等保健職が歯科分野と連携して摂食嚥下機能の特性に応じた栄養指導を開始するきっかけともなり，低栄養予防の重要な取り組みになり得ると考えられます．

文献

1) Leopold NA, Kagel MC. Swallowing, ingestion and dysphagia：a reappraisal. Arch Phys Med Rehabil. 1983；64：371-373.

2) Baijens LW, Clave P, Cras P, et al. European society for swallowing disorders-European Union geriatric medicine society white paper：oropharyngeal dysphagia as a geriatric syndrome. Clin Interv Aging. 2016；11：1403-1428.

3) Serra-Prat M, Palomera M, Gomez C, et al. Oropharyngeal dysphagia as a risk factor for malnutrition and lower respiratory tract infection in independently living older persons：a population-based prospective study. Age Ageing. 2012；41：376-381.

4) Furuta M, Komiya-Nonaka M, Akifusa S, et al. Interrelationship of oral health status, swallowing function, nutritional status, and cognitive ability with activities of daily living in Japanese elderly people receiving home care services due to physical disabilities. Community Dent Oral Epidemiol. 2013；41：173-181.

5) Kikutani T, Yoshida M, Enoki H, et al. Relationship between nutrition status and dental occlusion in community-dwelling frail elderly people. Geriatr Gerontol Int. 2013；13：50-54.

6) Takeuchi K, Aida J, Ito K,et al. Nutritional status and dysphagia risk among community-dwell-

88

摂食嚥下と栄養

表3　質問紙法による摂食嚥下障害のスクリーニング評価

質問紙法	著者	報告年	項目数	スコア
The Ohkuma Questionnaire for Dysphagia Screening	Kawashima et al.[21]	2004	14	各質問それぞれ「まったく症状がない」,「わずかに症状がある」,「かなり症状がある」の3段階評価で回答し,1項目でも「かなり症状がある」と回答した場合を「摂食嚥下障害あり」と定義.
DRACE	Miura et al.[22]	2007	12	各質問それぞれ0点(まったくない)から2点(よくある)の3段階評価で回答し,合計得点は0点から24点の範囲となる.5点以上を「摂食嚥下障害リスクあり」と定義.
EAT-10	Belafsky et al.[23]	2008	10	各質問それぞれ0点(問題なし)から4点(かなり問題あり)の5段階評価で回答し,合計得点は0点から40点の範囲となる.3点以上を「摂食嚥下障害あり」と定義.
SSQ	Holland et al.[24]	2011	17	各質問それぞれ0点(問題なしorまったくない)から100点(まったく飲み込めないor飲み込むたびに毎回)の視覚的アナログ尺度で回答し,合計得点は0点から1,700点の範囲となる.200点以上を「摂食嚥下障害あり」と定義.

DRACE=Dysphagia Risk Assessment for the Community-dwelling Elderly, EAT-10=10-item Eating Assessment Tool, SSQ=Sydney Swallow Questionnaire"

　　ing frail older adults. J Nutr Health Aging. 2014；18：352-357.

7) Okabe Y, Furuta M, Akifusa S, et al. Swallowing Function and Nutritional Status in Japanese Elderly People Receiving Home-care Services：A 1-year Longitudinal Study. J Nutr Health Aging. 2016；20：697-704.

8) Wakabayashi H, Matsushima M. Dysphagia Assessed by the 10-Item Eating Assessment Tool Is Associated with Nutritional Status and Activities of Daily Living in Elderly Individuals Requiring Long-Term Care. J Nutr Health Aging. 2016；20：22-27.

9) Chatindiara I, Williams V, Sycamore E, et al. Associations between nutrition risk status, body composition and physical performance among community-dwelling older adults. Aust N Z J Public Health. 2018.(in press).

10) Suominen M, Muurinen S, Routasalo P, et al. Malnutrition and associated factors among aged residents in all nursing homes in Helsinki. Eur J Clin Nutr. 2005；59：578-583.

11) Challa S, Sharkey JR, Chen M, Phillips CD. Association of resident, facility, and geographic characteristics with chronic undernutrition in a nationally represented sample of older residents in U.S. nursing homes. J Nutr Health Aging. 2007；11：179-184.

12) Valentini L, Schindler K, Schlaffer R, et al. The first nutritionDay in nursing homes：participation may improve malnutrition awareness. Clin Nutr. 2009；28：109-116.

13) Tannen A, Schütz T, Smoliner C, et al. Care problems and nursing interventions related to oral intake in German nursing homes and hospitals：a descriptive mulitcentre study. Int J Nurs Stud. 2012；49：378-385.

14) Hirose T, Hasegawa J, Izawa S, et al. Accumulation of geriatric conditions is associated with

poor nutritional status in dependent older people living in the community and in nursing homes. Geriatr Gerontol Int. 2014；14：198-205.

15) Namasivayam-MacDonald AM, Morrison JM, Steele CM, Keller H. How Swallow Pressures and Dysphagia Affect Malnutrition and Mealtime Outcomes in Long-Term Care. Dysphagia. 2017；32：785-796.

16) Huppertz VAL, Halfens RJG, van Helvoort A, et al. Association between Oropharyngeal Dysphagia and Malnutrition in Dutch Nursing Home Residents：Results of the National Prevalence Measurement of Quality of Care. J Nutr Health Aging. 2018；22：1246-1252.

17) Lindmark U, Jansson H, Lannering C, Johansson L. Oral health matters for the nutritional status of older persons-A population-based study. J Clin Nurs. 2018；27：1143-1152.

18) Hiss SG, Postma GN. Fiberoptic endoscopic evaluation of swallowing. Laryngoscope. 2003；113：1386-1393.

19) Langmore SE. Evaluation of oropharyngeal dysphagia：which diagnostic tool is superior? Curr Opin Otolaryngol Head Neck Surg. 2003；11：485-489.

20) 日本摂食嚥下リハビリテーション学会医療検討委員会. 嚥下造影の検査法（詳細版）. 日摂食嚥下リハ会誌 2014；18：166-186.

21) Kawashima K, Motohashi Y, Fujishima I. Prevalence of dysphagia among community-dwelling elderly individuals as estimated using a questionnaire for dysphagia screening. Dysphagia. 2004；19：266-271.

22) Miura H, Kariyasu M, Yamasaki K, Arai Y. Evaluation of chewing and swallowing disorders among frail community-dwelling elderly individuals. J Oral Rehabil. 2007；34：422-427.

23) Belafsky PC, Mouadeb DA, Rees CJ et al. Validity and reliability of the eating assessment tool （EAT-10）. Ann Otol Rhinol Laryngol. 2008；117：919-924.

24) Holland G, Jayasekeran V, Pendleton N, et al. Prevalence and symptom profiling of oropharyngeal dysphagia in a community dwelling of an elderly population：a self-reporting questionnaire survey. Dis Esophagus. 2011；24：476-480.

3章　口腔保健と栄養をむすぶエビデンス

砂糖摂取・肥満と口腔保健

小川祐司

■ 背景

　WHOは，肥満やう蝕を防止するため，糖分（フリーシュガー）の1日当たり摂取量を総エネルギー摂取量の5％以下に抑えるのが望ましいとするガイドラインを発表しました[1]．ここでいう「フリーシュガー」とは，グルコースやフルクトース等の単糖類，スクロースや砂糖等の二糖類など食品や飲料の加工調理で加えられるもの，はちみつ・シロップ・果汁（濃縮果汁含む）などに自然に存在する糖類を指します．NCDsの世界的な増加への危惧から，引き金となる肥満やう蝕を減らすために砂糖の摂取抑制が大きな課題です．

■ エビデンス

　先駆的な研究では砂糖摂取の頻度とともに，その量がう蝕発症のリスク要因であることが報告されてきました[2]．昨今では効果的なう蝕予防対策が取られるようになり，その関連は以前ほどはっきりしなくなっていますが，Moynihan[3]によれば，混合歯列期において1日あるいは1週間当たりの砂糖含有食品の摂取回数とう蝕の発症リスクには関係があるとしています．砂糖摂取頻度と量が単体あるいは複合でう蝕発症に関係があるかを検証するためには，頻度と量の双方を同一研究デザインで測定し，解析を行うことが必要であり，より質の高い研究が求められています．

■ 実際

　歯科保健医療従事者が提供する栄養情報は，正確かつエビデンスに基づく内容であるとともに，他の専門家の供与する内容と整合が保たれる必要があります．また，提供される情報は，口腔保健教育の一環として口腔衛生を支援できる内容であることが求められます．栄養指導は，食物栄養ガイドラインに準じた内容でかつ，口腔内診査と併せて実施されることが肝要です．栄養指導の目標は，口腔疾患を予防するためにフリーシュガーの摂取を抑制することであり，その延長線上には，NCDsの予防をも含めることが重要です．与えられる内容は個人の口腔と全身の双方の健康に恩恵を与えるべきものであり，フリーシュガーだけでなく砂糖類全般に関しての適切な情報提

3章　口腔保健と栄養をむすぶエビデンス

表1　歯科で行われる栄養指導において具備すべき内容

（1）フリーシュガー摂取の量を減らす
（2）BMIの状況（低体重，標準体重，過体重）に応じての栄養摂取
（3）多様な果実，野菜，種実（ナッツ）類，穀物類の摂取を増やす
（4）脂肪が多量に含まれている食品の摂取抑制，特に飽和脂肪酸と塩分
（5）水や砂糖無添加の乳製品の摂取
（6）フリーシュガーが含まれている飲料の摂取抑制
（7）代用甘味料使用の清涼飲料水の摂取抑制
（8）行動変容につながるエビデンスに則ったテイラーメイド型の栄養指導

供が必須となります（**表1**）．

　また，栄養指導は個人の特性に応じた「テイラーメイド」で提供される必要があり，個人に直結したフィードバックと，適切な方法や目標設定などきめ細かな対応が施されるべきです．対象者が肥満であれば，フリーシュガーの摂取抑制と総エネルギー量の双方の抑制について指導を行い，標準体重であれば，必要十分なエネルギー量を維持しつつ，フリーシュガーの摂取抑制を説明することが肝要です．

　肥満は摂取エネルギー量が消費エネルギー量を上回り，余ったエネルギーが脂肪となって蓄積した状態を示し，その原因は過食による摂取エネルギー量の増加と運動不足による消費エネルギー量の減少であるといえます．したがって，実際の指導においては，フリーシュガーの摂取抑制とともに，適切な運動の説明が不可欠になります．さらに，抑制するフリーシュガーの代用として，高カロリー食品類の摂取が増加しないよう注意を促すことが大切です．エネルギーの補完には，デンプン類を豊富に含む主食の炭水化物（パン，シリアル，米，パスタなど）のほか，全粒穀物，新鮮な野菜や果実を摂取することが望ましいとされます．現在WHOは食事による炭水化物摂取に関して，エビデンス内容を検証しています．

　フリーシュガーを減らす必要性については十分に説明が行われ，食品や飲料によって1日に摂取できる量は正確に提示され，かつ理解されるべきです．成人では1日平均2,000kcalの要摂取に対し，その約5％の25g，子供の場合は5〜6歳で1日当たりに必要とされる1,573kcalに対し，5％の20gが推奨される目安です．

　一般的な食品，飲料中に含まれるフリーシュガーの量を**表2**に示します[4]．大切なことは，消費者あるいは個人の砂糖摂取に関しての意識を向上させ，フリーシュガー摂取に対する自覚と責任を持たせることです．個人への指導を考えた場合，砂糖摂取の頻度を行動変容の目標に設定するほうが理解や同意が得られやすいため，最初の導入には摂取頻度の減少を指導することは現実的と考えられます．その上で，1日当たりの砂糖の摂取量を少なくすべきと強調することが，確実な砂糖摂取抑制に結びつくと思われます．

表2 一般食品群に含まれるフリーシュガー

品目	平均的な容量	フリーシュガー含有量
食卓砂糖	5g（丸型ティースプーン）	5g
	4g（小さじすりきり1杯または角砂糖）	4g
はちみつ	17g（山積みティースプーン）	13g
メープルシロップ	55g/1回分 （ワッフルやパンケーキにかける量）	33g
コーラ，清涼飲料	470mL	49g
チョコレートミルク	300mL	32g
レモネード	470mL	23g
オレンジジュース	200mL	20g
コンデンスミルク	25g（コーヒーに入れる1杯）	15g
マフィンケーキ	75g	24g
甘味ビスケット	14g/1枚	5g
円ドーナツ	60g	11g
板チョコ	54g	15g
アイスクリーム	75g	15g
フルーツ味ヨーグルト	125g小カップ	13g
グラノーラバー	1つ	14g
スイートチリソース	32g/1回分	10g
サラダ用ドレッシング	15g（大さじ1杯）	6g
トマトケチャップ	20g/1回分	5g
朝食用シリアル	40g/1回分	8g

■ まとめ

　歯科保健医療従事者が栄養に関する正しい知識と情報を持ち，砂糖摂取を含めた食生活指導，保健指導を日常臨床において実践することは，口腔保健のみならず，肥満予防を通じた全身の健康増進につながり，さらにはNCDs予防にも貢献し得ます．

文献

1) World Health Organization. Guideline：Sugar intake for adults and children. 2015.
2) World Health Organization. Diet nutrition and the prevention of chronic diseases：report of a Joint WHO/FAO Expert Consultation. 2003（Technical Report Series, No.916）.
3) Moynihan P. Sugars and Dental Caries：Evidence for Setting a Recommended Threshold for Intake：Adv Nutr. 2016；15；7（1）：149-156.
4) Moynihan P, Makino Y, Petersen PE, Ogawa H. Implications of WHO Guideline on Sugars for dental health professionals. Community Dent Oral Epidemiol. 2018；46（1）：1-7.

4章

多職種連携の場面・効果

4章 多職種連携の場面・効果

特定保健指導の場面
～標準的な質問票における歯科関連項目の回答への対応～

安藤雄一

■ 背景

　特定健診・特定保健指導は国が行う生活習慣病対策の中心的対策として2008年から鳴り物入りで開始されましたが，当初の10年間，その標準的なプログラムに歯科的な要素は組み込まれていませんでした．しかしながら，2018年度からの第三期改定において特定健診の標準的な質問票に咀嚼に関する質問が新たに加わり，ようやく歯科的な要素が組み込まれるに至りました．これは小さな変化のようにみえますが，特定健診のスケールを考えると，決してそうとはいえません．

　特定健診の実施率は2016年度現在50.1％で[1]，国が定めた目標値（70％）[2]には遠く及びません．しかしながら，歯周病検診受診者数（約30万人）の百倍近い2,756万人という大変な人数が受診しています（図1）[1]．

　よって，今後は多数の特定保健指導受診者が歯科医院を受診する状況が考えられます．このような受診者は単に治療が必要なだけでなく，保健指導も期待されています

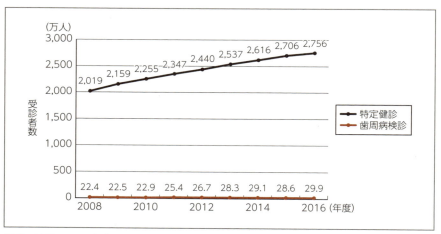

図1　2008～2016年度における特定健診と歯周病検診の受診者数の推移（●特定健診，●歯周病検診）

ので，歯科医院における保健指導の幅が広がる可能性があります．

さらに重要なこととして，特定保健指導を担う多数の関係者に対して，「歯科」が組み込まれた意義を理解してもらう必要があります．こうした問題意識から，日本歯科医師会では特定保健指導の初回指導者（医師，保健師，管理栄養士，看護師）を対象とした『「歯科」からのメタボ対策』というリーフレット（図2）[3]を作成しました．筆者はこの作成に関する日本歯科医師会地域保健委員会のワーキンググループの一員として，歯科以外の関連職種に意見聴取を行いながら，資料作成の一翼を担いました．

表1は「標準的な質問票」のなかで歯科との関連が高い4つの質問と，リスクありに該当する回答を行った場合の保健指導の方針等を示したものですが，リーフレットはその集約版です．このうち本書のテーマである「栄養」と関連の深い13（咀嚼）・14（速食い）・16番目（間食）の3質問の「エビデンス」と「実際」について，上述したリーフレットとその解説資料[3]の内容を踏まえて解説します．

■ エビデンス

エビデンスについては，メタボリックシンドローム（メタボ）と咀嚼（Q13）・速食い（Q14）・間食（Q16）との関連を示す必要があります．メタボと咀嚼（Q13）につい

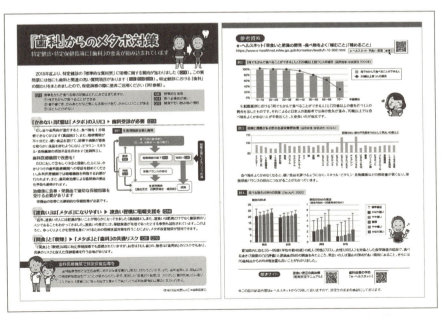

図2　日本歯科医師会作成リーフレットの解説資料（公益社団法人日本歯科医師会）

4章　多職種連携の場面・効果

表1 「標準的な質問票」における歯科関連質問の回答に対する保健指導の方針と従来の特定保健指導との違い

標準的な質問票			保健指導の方針	従来の特定保健指導（第1～2期）との違い
番号	質問項目	回答		
8	現在，たばこを習慣的に吸っている	①はい	たばこは歯周病のリスクでもあることを情報提供する	・従来から特定保健指導の中心課題として取り組まれている
		②いいえ	—	—
13	食事をかんで食べるときの状態はどれにあてはまりますか	①何でもかんで食べることができる	—	—
		②歯や歯ぐき，かみあわせなど気になる部分があり，かみにくいことがある	歯科受診が必要である（かめない状態は自然治癒しない）ことを伝える	・従来はなかった視点・これを改善できる「場」は歯科医療機関のみと言っても過言ではない
		③ほとんどかめない		
14	人と比べて食べる速度が速い	①速い	速食いの是正が必要であることを伝え，行動目標として選んだ場合，その指導法をアドバイスする	・従来の特定健診の質問票に組み込まれていたが，速食い習慣の是正を図る保健指導が十分行われてきたとは言い難い
		②普通	—	—
		③遅い	—	—
16	朝昼夕の三食以外に間食や甘い飲み物を摂取していますか	①毎日	砂糖はむし歯のリスクでもあることを情報提供する	・従来から特定保健指導の中心課題として取り組まれている
		②時々		
		③ほとんど摂取しない	—	—

ては平均66.5歳の成人1,780人にグミゼリーによる咀嚼検査とメタボの状況の関連をみたところ咀嚼力の低い群ではメタボ該当者が多い傾向が認められたというKikuiら（2016）[4]による，観察研究（横断調査）結果があります．しかしながら，咀嚼状況が改善したことによるメタボの改善への影響をみた介入研究結果は，筆者の知る限り，見当たりません．

咀嚼については食品・栄養摂取バランスの低下を介してメタボに影響すると考えられていますが，咀嚼と栄養については本書の3章（栄養摂取と口腔保健の関係，食事の多様性と口腔保健）の内容と重複しますので割愛します．同様に，速食い（Q14）との関連については本書の4章（速食いの是正指導の場面）と，間食（Q16）との関連については3章（砂糖摂取：肥満と口腔保健）と重複しますので割愛します．

歯科関連の質問項目が加わるメリットは，メタボの説明力向上により，保健指導の

98

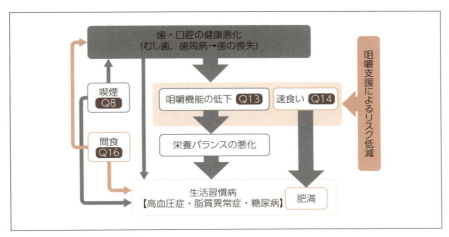

図3　生活習慣病対策と歯科

幅が広がることです．富永ら[5]はメタボリックシンドロームの有無を目的変数としたロジスティック回帰分析により，説明変数として「標準的な質問票（第2期）」のみを用いた場合と，咀嚼・食事・歯科関連項目を追加した場合の説明力を比較し，これらを加えたことにより説明力が2倍近くに増加することを示しました．

■ 実際（表1）

咀嚼（Q13）については「何でもかんで食べることができる」以外に回答した人には，かめない状態は自然治癒することがないことを説明し，歯科医院への受診を勧めます．かめない状態を改善するためには歯や歯質の欠損を物理的に補ったり痛みなどの自覚症状を除いたりすることが必要であるためです．このような視点は，第2期までの特定保健指導にはなかった考え方です．

速食い（Q14）については，食べる速さが「①速い」と回答した人に対し，速食いの是正が必要であることを伝えます．これを行動目標として選んだ場合には，その指導法をアドバイスします．指導法については，筆者らが厚生労働科学研究の一環として作成した「咀嚼支援マニュアル」[6,7]中に具体的な対処法が記されています．食べる速さに関する質問は制度開始当初から「標準的な質問票」に組み込まれていましたが，速食い習慣の是正を図る保健指導は必ずしも十分行われてきたとはいいがたい面があります．前述した「咀嚼（Q13）」は歯科医院でないと対処できないという特異性がありますが，速食い是正に関する保健指導は，どの職種でも行うことができるという特

徴があります．また，実施に関して費用が発生することがありませんので，実行に移しやすいという特徴もあります[8]．

間食（Q16）は，従来の特定保健指導でも中心課題として取り組まれてきましたので，従来の方針に加えて砂糖がむし歯のリスクでもあることを情報提供します．

図3は特定健診・特定保健指導における生活習慣病と「歯科」との関連について，「歯科」と関わりの深い4質問の生活習慣病と「歯科」の双方への関わりを模式的に示したものです．この内容は，かつて歯科標語の定番であった，「よい歯で　よくかみよいからだ」[9]に集約されているといえます．語呂が悪くなりますが，「よい歯で　よくかめ/かみ　よいからだ」[10]とすれば，より正確です．

文献

1) 厚生労働省．2016年度　特定健康診査・特定保健指導の実施状況．
https://www.mhlw.go.jp/stf/seisakunitsuite/bunya/0000173202_00001.html（2019年2月28日アクセス）
2) 厚生労働省．保健事業の実施計画（データヘルス計画）策定の手引き（平成29年9月8日改正）．
https://www.mhlw.go.jp/stf/seisakunitsuite/bunya/0000176779.html（2019年2月28日アクセス）
3) 日本歯科医師会．「歯科」からのメタボ対策．
https://www.jda.or.jp/metabolic/（2019年2月28日アクセス）
4) Kikui M, Ono T, Kokubo Y, et al. Relationship between metabolic syndrome and objective masticatory performance in a Japanese general population：The Suita study. J Dent. 2017；56：53-57.
5) 富永一道，濱野　強，土﨑しのぶ，安藤　雄一．地域在住高齢者における認知機能検査と「咀嚼の複合指標」との関係について．口腔衛生会誌．2017；67（4）：276-273.
6) 安藤雄一，石濱信之，古田美智子ほか．咀嚼支援マニュアルの作成．厚生労働科学研究費補助金　口腔機能に応じた保健指導と肥満抑制やメタボリックシンドローム改善との関係についての研究（研究代表者：安藤雄一）．平成23年度総括・分担研究報告書；2011，29-44.
7) 平成21～23年度厚生労働科学研究費補助金「口腔機能に応じた保健指導と肥満抑制やメタボリックシンドローム改善との関係についての研究」研究班（研究者代表：安藤雄一）．咀嚼支援マニュアル．
https://www.niph.go.jp/soshiki/koku/kk/sosyaku/manual.html（2019年2月28日アクセス）
8) 安藤雄一，石濱信之，古田美智子ほか．地方自治体が実施する特定保健指導に早食い是正の行動目標を追加した介入研究の実施とプロセス評価，厚生労働科学研究費補助金　口腔機能に応じた保健指導と肥満抑制やメタボリックシンドローム改善との関係についての研究（研究代表者：安藤雄一）．平成22年度総括・分担研究報告書；2010，9-13.
9) 日本歯科医師会．歯と口の健康週間　標語一覧．
https://www.jda.or.jp/enlightenment/poster/backnumber.html
10) 安藤雄一．咀嚼と健康　よい歯で，よくかみ/かめ，よいからだ．SML宝函．2019；40（1）：42-44.

4章　多職種連携の場面・効果

速食い是正指導の場面

古田美智子

■ 背景

　肥満は糖尿病，高血圧，脂質異常症，循環器疾患など多くの病気と関連し，健康を維持するためにはこれを予防することが必要です．2017年現在，肥満者の割合は男性30.7％，女性21.9％で（2017年国民健康・栄養調査），この割合は10年間で変化がみられません．肥満者を減らすためには，今までとは異なる視点で肥満改善対策を考える必要があります．

　肥満は食行動と関係することが知られていますが，その問題となる食行動として，朝食の欠食，外食，ファストフードやテイクアウト食品の摂取，間食回数，不規則な食事，満腹まで食べること，速食いなどがあげられます[1]．速食いは，エネルギー摂取量の増加や満腹感の減少をもたらし，肥満の発生リスクを高めることが分かっています．肥満者には速食いの人が多い[2]という関係性を踏まえると，速食い是正の指導を行うことによって肥満が改善する可能性が高いと考えられます．実際に，速食いに関する保健指導を実施した際，肥満[3]やメタボリックシンドローム[4]が改善したとの報告があります．

　2008年より生活習慣病予防対策として，特定健診・特定保健指導が実施され，肥満者を含めて生活習慣病の発症リスクが高い人には栄養指導や運動指導が行われています．本項では，特定保健指導で通常の栄養指導や運動指導に加えて，速食いの保健指導を行う際の事例を紹介します．

■ エビデンス

　速食いと肥満の関係について調べた複数の研究結果を統合した分析（メタアナリシス）の結果によると，速食いではない人に比べ，速食いの人は肥満のリスクが2.15倍で，BMIが$1.78\,\mathrm{kg/m^2}$増加することが報告されています[2]．このメタアナリシスでは23報の研究が対象となり，20報の横断研究（食べる速さと肥満およびBMIを同時期に測定する研究）と3報の縦断研究（速食いの人と速食いでない人を一定期間追跡し，肥満の発生状況を比較する研究）の結果が解析されていました．このメタアナリシスは速食いと肥満の関係を観察した結果が用いられていますが，特定保健指導の参加者

101

4章　多職種連携の場面・効果

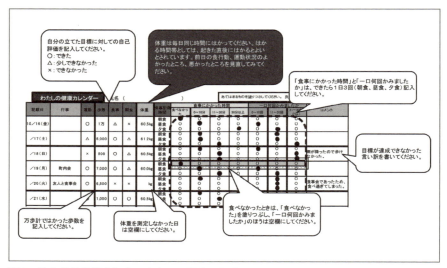

図1 特定保健指導参加者に速食いに対する指導を行い，肥満やメタボリックシンドロームの改善が認められたと報告した研究[3,4]で用いられた咀嚼回数および体重記録表

に速食いに対する指導を実施した効果を検証した研究があります．この研究では，特定保健指導で通常の保健指導（食事指導と運動指導）に加えて速食いに対する指導を受けた参加者は，通常の保健指導を受けた者や特定保健指導を受けなかった者に比べて，1年間の体重・腹囲減少量が大きく[3]，さらにメタボリックシンドロームの該当者が減ったことが報告されています[4]．この研究で行われた速食いに関する指導として，よく噛むことに関する講話が行われ，その後，よく噛むことを意識してもらうために，咀嚼回数および体重を3か月間記録してもらう行動療法のモニタリング法が用いられています（図1）．また，特定健診時に，後述する咀嚼支援マニュアルを基に作成された速食い防止パンフレットを配布した結果，肥満やメタボリックシンドロームが抑制されたとの報告もあります[5]．

■ 実際

　特定保健指導の場で速食いに対する咀嚼指導を行う際のマニュアル（咀嚼支援マニュアル）が厚生労働科学研究（研究代表者：安藤雄一）で作成されました[6]．この咀嚼支援マニュアルは，厚生労働科学研究の咀嚼支援のWebサイト（https://www.niph.go.jp/soshiki/koku/kk/index.html）で公開されています．
　マニュアルは受診者用（図2）と指導者用（図3）に分かれています．受診者用マニュ

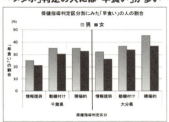

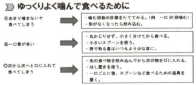

図2　咀嚼支援マニュアル　受診者用

4章　多職種連携の場面・効果

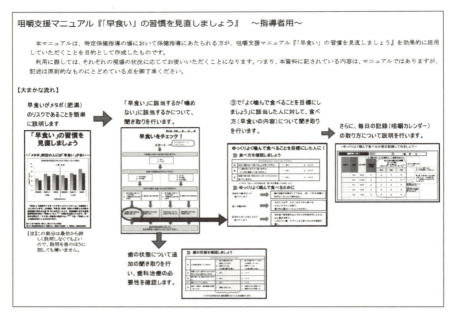

図3　咀嚼支援マニュアル　指導者用（一部抜粋）

アルは，1ページ目が特定保健判定区分別にみた速食いの人の割合が図示されており，2ページ目はフローチャートで速食いか，何でも噛んで食べることができるかを確認するようになっており，速食いの人には速食い是正を目標に設定するように促すようになっています．3ページ目は，2ページ目で「噛めない食べ物が多い」と回答している人に口のなかにどのような問題があるかを確認できるようになっています．速食い是正を目標に設定した場合には，食べ方を確認し，その食べ方に応じた対策が3ページ目に記載されています．4ページ目は，よく噛むことを実践できたかを毎食記録するように，その記録表の書き方の例が示されています．さらに，6か月後に速食いの状況を再評価できるようになっています．指導者マニュアルには，受診者マニュアルの使用方法が詳しく記載されています．

　特定保健指導の場で受診者用マニュアルを使用する際は，1ページ目で速食いが肥満やメタボリックシンドロームのリスクであることを簡単に説明し，2ページ目で「速食い」に該当するか，「噛めない」に該当するかについて聞き取りを行います．その後，「よく噛んで食べることを目標にしましょう」に該当した人に対して，3ページ目で食べ方（速食いの内容）について聞き取りを行います．また，「噛めない」に該当した人には，歯の状態について聞き取りを行い，歯科治療の必要性を確認します．よ

く噛んで食べることを目標に設定した人には，4ページ目で，咀嚼状況を毎日記録する方法について説明をします．

■ まとめ

　肥満を解消するために，食生活や運動習慣を見直すほかにも速食いの是正は効果があると考えられます．特定保健指導で咀嚼支援マニュアルを用いて速食いに対する指導を行うことは肥満やメタボリック・シンドロームの改善を期待できると思われます．

文献

1) Mesas AE, Muñoz-Pareja M,et al. Selected eating behaviours and excess body weight：a systematic review. Obes Rev. 2012：13：106-35.
2) Ohkuma T, Hirakawa Y, Nakamura U, et al. Association between eating rate and obesity：a systematic review and meta-analysis. Int J Obes. 2015：39：1589-96.
3) 林 浩範．速食いに関する保健指導は特定保健指導参加者の肥満を改善する．口腔衛生会誌. 2016：66：381-88.
4) Ekuni D, Furuta M, Kimura T, et al. Association between intensive health guidance focusing on eating quickly and metabolic syndrome in Japanese middle-aged citizens. Eat Weight Disord. 2018. doi：10.1007/s40519-018-0522-1.
5) 芦澤英一，吉岡みどり，角南祐子，佐藤眞一．早食い防止パンフレット配布はメタボリックシンドローム発現を抑制するか．産業衛誌．2019：1：9-15.
6) 安藤雄一，石濱信之，古田美智子ほか．咀嚼支援マニュアルの作成．厚生労働科学研究費補助金口腔機能に応じた保健指導と肥満抑制やメタボリックシンドローム改善との関係についての研究（研究代表者：安藤雄一），平成23年度総括・分担研究報告書；2011，29-44.

4章　多職種連携の場面・効果

歯科診療所で管理栄養士が（特定）保健指導に関わる場面

武内博朗・寺田美香・小林和子・花田信弘

■ 背景

　歯科診療所が，健康増進・健康寿命延伸へのニーズに対応し全身的な健康づくりに参画する時代がきています．口腔疾患の予防と全身的な健康維持との相互関係を理解し（**図1**），評価指標を新たに口腔の外に置く歯科臨床の構築が求められています．

　本項では，非感染性疾患（non communicable diseases：NCDs）の発症予防・重症化予防における歯科診療所の役割を解説するとともに，当院（武内歯科医院）における（特定）保健指導の取り組みをご紹介します．

1）特定健康診査・特定保健指導について

　特定健康診査は，40～74歳を対象とした生活習慣病の早期発見を目的とする健康診査です．検査項目は，理学所見・腹囲・血圧・尿検査（尿糖・尿蛋白）・血液検査（**表1**）です．この検査結果により健康保持に努める必要があるものに対して行う保健指導を特定保健指導といいます．

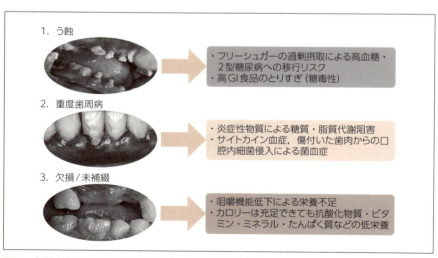

図1　歯科疾患と生活習慣病を結ぶ3つの代表的な関係

歯科診療所で管理栄養士が（特定）保健指導に関わる場面

表1　特定健康診査・特定保健指導で測定しうる項目

項目	備考
既往歴の調査	服薬歴および喫煙習慣の状況に係る調査（質問票）を含む
自覚症状および他覚症状の有無の検査	理学的検査（身体診察）
身長，体重および腹囲の検査	腹囲の測定は，厚生労働大臣が定める基準（BMIが20未満の者，もしくはBMIが22kg/m² 未満で自ら腹囲を測定し，その値を申告した者）に基づき，医師が必要でないと認める時は，省略可 腹囲の測定に代えて，内臓脂肪面積の測定でも可
BMIの測定	BMI＝体重（kg）÷身長（m）の2乗
血圧の測定	
肝機能検査	血清グルタミックオキサロアセチックトランスアミナーゼ（GOT（AST）） 血清グルタミックピルビックトランスアミナーゼ（GPT（ALT）） ガンマ─グルタミルトランスペプチダーゼ（γ-GTP）
血中脂質検査	血清トリグリセライド（中性脂肪）の量 高比重リポ蛋白コレステロール（HDLコレステロール）の量 低比重リポ蛋白コレステロール（LDLコレステロール）の量 中性脂肪が400mg/dL以上または食後採血の場合，LDLコレステロールに代えて，Non-HDLコレステロールの測定でも可
血糖検査	空腹時血糖またはヘモグロビンA1c（HbA1c），やむを得ない場合は随時血糖
尿検査	尿中の糖および蛋白の有無

（厚生労働省，特定健康診査・特定保健指導の円滑な実施に向けた手引き第3版，2018より）

　保健指導が目的の検査であれば，歯科医師が，特定健康診査・特定保健指導ともに対応できます（**図2，表2**）．

2）歯科診療所におけるNCDsの保健指導

　歯科診療所の来院者のうち保健指導の対象患者と指導が必要な根拠を**表3**に示します．これらの患者は，すでに生活習慣病を発症していたり，もしくは，それに罹患する可能性が高いのです．歯科疾患や生活習慣病を扱うなかで，食事と栄養に関係する事項は，当院では管理栄養士等が指導に当たっています．当然，公費は給付されておらず，自由診療に附随して1回3,000円の費用を設定しています．一方，公費で賄われる特定保健指導は，歯科診療所も一定条件を満たせば実施施設に登録されます．このように保健指導を行う背景が醸成したなかで，歯科診療所が特定保健指導をスムーズに担えると考えています．

■ エビデンス ─歯科診療所における保健指導の必要性─

　個人の健康増進を完結するためには，歯科疾患に対する予防・治療と同時に，生活習慣病の発症予防・重症化予防の指導が必須です．そもそも歯科においてNCDsの指

4章　多職種連携の場面・効果

歯科医師法

第一章　総則

第一条　歯科医師は，歯科医療及び保健指導を掌ることによつて，公衆衛生の向上及び増進に寄与し，もつて国民の健康な生活を確保するものとする.

医師法

第一章　総則

第一条　医師は，医療及び保健指導を掌ることによつて公衆衛生の向上及び増進に寄与し，もつて国民の健康な生活を確保するものとする.

図2　医師法・歯科医師法における保健指導の扱い

表2　特定保健指導の対象となる条件

腹囲	追加リスク ①血糖 ②脂質 ③血圧	④喫煙歴	対象[*3] 40-64歳	65-74歳
≧85cm（男性） ≧90cm（女性）	2つ以上該当		積極的支援	動機付け支援
	1つ該当	あり		
		なし		
上記以外で BMI≧25kg/m²	3つ該当		積極的支援	動機付け支援
	2つ該当	あり		
		なし		
	1つ該当			

（注）喫煙歴の斜線欄は，階層化の判定が喫煙歴の有無に関係ないことを意味する.
①血糖：空腹時血糖100mg/dL以上，またはHbA1c（JDS値・2012年度まで）5.2％以上（NGSP値・2013年度から）5.6％以上，②脂質：中性脂肪150mg/dL以上，またはHDLコレステロール40mg/dL未満，③血圧：収縮期130mmHg以上，または拡張期85mmHg以上

表3　歯科診療時に保健指導を併用すべき状況

保健指導の併用が望しい場合	歯科疾患との関係
1）インプラント・補綴予定	咀嚼機能回復による理想的食習慣への好機会.
2）咀嚼機能低下	糖質偏重食がブドウ糖負荷を増加させてしまう. また, たんぱく質・ビタミン・ミネラル低栄養となる.
3）サルコペニア, フレイル（痩せ, 虚弱, 低栄養）	咀嚼機能低下（オーラルフレイル）があり, 野菜や肉類摂取不足からたんぱく質・エネルギー低栄養となる.
4）肥満	咀嚼機能の低下が糖質偏重食へとつながる. 糖質偏重食は嚥下しやすいために食速度が上昇し, 過食傾向となる.
5）重度歯周炎, 根尖性歯周炎	歯を失うリスクだけでなく, 1）慢性持続性炎症によるインスリン抵抗性惹起　2）歯原性菌血症による循環器疾患罹患リスクが上がる.
6）う蝕多発	フリーシュガーの摂取過剰が糖尿病のリスク因子にもなっている.

108

導がなぜ必要なのか，いかに合理的なのか，その根拠となる歯科疾患と生活習慣病の関係について深く理解しておく必要があります．

1）う蝕と糖質摂取・代謝の関係

糖質やフリーシュガー（糖鎖が短く，甘味を持ち，う蝕細菌に利用されやすい．また体内への吸収が早く，血糖を上昇させやすい糖類）[1]の過剰摂取は，う蝕の原因となります．

同時に，高血糖を経由した2型糖尿病へのリスクにもなります．つまり，多量の糖質やフリーシュガーを摂取する食習慣は，う蝕と2型糖尿病の両方のリスクとなります．このため，う蝕から歯を守るための指導目的に加え，糖質の摂取と糖代謝改善までを包括した保健指導が求められます．

2）歯周病由来菌血症と慢性炎症による全身的影響

歯周病や歯科疾患由来の慢性持続性炎症により生じた炎症性サイトカインが，インスリン抵抗性を惹起し，血糖コントロールを阻害します．また，歯周炎および根尖性歯周炎に伴って生じる菌血症（血管内への細菌・LPS等抗原の侵入）により，血管内壁をはじめ臓器横断的に炎症が引き起こされます．この状態にLDLコレステロールの増加や高血糖・高血圧などの条件が加わると，血管内壁にとってさらに悪い状態に陥ります．

つまり，口腔保健は，歯周病対策はもちろんのこと血管から細菌やLPSの侵入を防ぐ目的も担っています．

さらに歯周組織治癒および組織再生促進のためには，コラーゲン線維の生合成を促すたんぱく質・ビタミンC・B_6・B_{12}・葉酸などの栄養摂取が求められます．

このように，歯周病をはじめとする歯科疾患の治療と連動して，NCDs対策を含む高血糖・脂質異常症の状態改善および食習慣の指導・運動の処方など保健指導が不可欠になります．

3）咀嚼機能と栄養の関係

大臼歯を喪失し咀嚼機能が低下すると，硬い食物の摂取が難しくなり，理想的な栄養バランスの食事摂取は困難になります[2]．同時に，軟性食材である糖質摂取が増加します（高カロリーで低栄養食）[3]．糖質中心の軟らかい食事は嚥下しやすいために食速度が上昇し，過食傾向となり，ブドウ糖負荷と食後高血糖を招きます[4,5]．すなわち，咀嚼機能低下は高カロリー低栄養食の摂取量増加を経由して，NCDsの発症要因となります[6,7]．さらに，咀嚼力が要求される野菜や肉類摂取不足により，摂取カロリーは充足しても，たんぱく質・ビタミン・ミネラル低栄養に陥りやすくなります．そのため，血中アルブミン値が慢性的に低値となり，長期的に骨格筋減少症（サルコペニア）や骨塩量低下につながります[8]．高齢者においてサルコペニアは，フレイル

や余命短縮を引き起こす要因です[9]. 栄養摂取の適正化や, グリセミック負荷の上昇の抑制などによって生活習慣病(NCDs)が改善されることが報告されています[10,11]. 従って, 歯科補綴治療による咀嚼機能回復(摂食環境整備)は, NCDsの発症予防・重症化予防と健康増進改善への必要条件です.

■ 実践　歯科外来で保健指導

歯科診療所の得意分野であるう蝕, 歯周病の治療や口腔機能低下への対応を経由して, 生活習慣病にまでアプローチすべきことを述べました. では, 実際にはどのような流れで歯科治療から保健指導までをつなげているのでしょうか. 以下に, 当院での取り組みを説明します.

1) 歯科診療から保健指導までの流れ

当院では, 主に保健指導の対象となる表3に示す患者に対し, 歯科診療に加え保健指導が必要な状況を歯科医師・歯科衛生士等から説明し, 受付にて保健指導担当者への予約を入れています.

この際に重要なのは, 歯科診療所で保健指導を行うことの合理性(表3)を示すことです. 歯科疾患の治療と関連した検査や保健指導を当院の保健指導スタッフ〔管理栄養士・健康管理士(生活習慣の見直しや環境改善など, 健康管理や予防医学の正しい知識を持つものに認められる資格)〕が保健指導に特化した部屋で, 図3の行程で行っています.

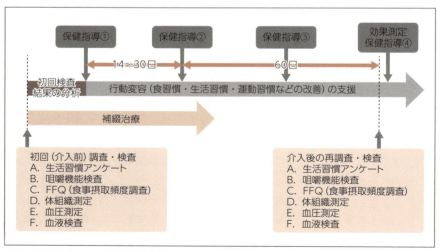

図3　補綴治療および保健指導全体の流れと調査・検査項目

歯科診療所で管理栄養士が（特定）保健指導に関わる場面

2）歯科補綴（咀嚼機能回復）に対する保健指導例

　咀嚼機能が著しく低下する大臼歯欠損患者に対し，糖質偏重食の習慣があると，肥満や代謝が悪化し，骨格筋量減少など体組成も悪化する可能性に言及し，「一度咀嚼機能を数値化し，体組成も評価しておきましょう」と歯科医師が伝え，保健指導のスタッフを紹介します．そして，補綴前に咀嚼機能値と体組成を数値化し評価します．すなわち，補綴介入前に咀嚼機能値・体組成・代謝マーカーなどを測定し，標準値から逸脱した値を確認します．歯科診療と保健指導は，同時期に別の予約枠にて進めます．

　歯科補綴治療の完了時こそ，理想的な保健行動に導く最良の機会といえます．歯科医師より摂食機能が十分に回復したことを伝え，管理栄養士が逸脱した値からクリアできそうな目標値を設定し，修正すべき食事内容・食事分量・食べる時間を指導して，運動量・運動強度を処方します．これらの保健指導は，歯科保健指導用テキスト[12, 13]に沿って計4回実施します．評価測定は，対象者が指導に沿った保健行動を開始してから体組成に変化が出てくるまでの必要期間を考慮し，保健指導開始後3か月の間に行います．

　実際に，大臼歯を喪失した71名の歯科補綴患者（**表4**）に対する保健指導の結果を示します．まず，補綴治療による咀嚼機能の変化について（**図4a〜c**），歯科インプラント補綴は初期値の約3倍機能回復がなされ，有床義歯では約2倍でした．歯科補綴の介入により，明らかに咀嚼機能が回復することが認められました．次に，補綴治療を行った71名のうち，25名（インプラント12名，有床義歯13名）について保健指導を実施したところ，多数の項目で改善が認められました．具体的には，基礎代謝基準値が20.7 kcal/kgから21.3 kcal/kgに上昇し（**図5a**），BMIが24から23に改善し（**図5b**），体脂肪率が29.18％から28.26％に低下し（**図5c**），内臓脂肪レベルが9.64から8.88に低下し（**図5d**），たんぱく質充足率（n＝21）が88％から98％に上昇し（**図5e**），

表4　大臼歯を喪失した71名の対象者の概要

被験者数 性別（男性/女性） 平均年齢	n＝71 32/39 男性63.5歳（±11.7） 女性64.3歳（±9.5）
インプラント補綴者数（n＝19）	アイヒナー分類 A2, 3（n＝ 7） B1〜4（n＝58） C1〜3（n＝ 6）
有床義歯補綴者数（n＝52）	

111

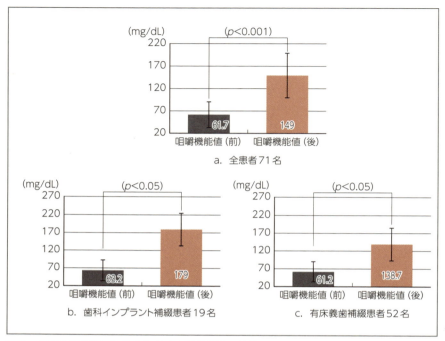

図4 大臼歯を喪失した71名に対する保健指導の結果

HbA1c（n＝7）が6.1％から5.7％に低下しました（図5f）．
（本臨床研究は鶴見大学歯学部研究倫理委員会の承認を得て実施した）

■ 歯科診療所における管理栄養士等の働き方

　保健指導は，歯科領域の介入効果をNCDsの発症予防・重症化予防に拡大・上昇させると考えられます．
　歯科診療所で（特定）保健指導が唐突感と違和感とを伴わずに励行されて行くためには，以下の事項に留意すべきです．
1) 国民に歯科が保健指導を担うとの認識とニードが全くない．
2) 歯科医療人は，歯周病治療が慢性炎症・菌血症対策を担っているという自覚，および咀嚼機能回復が栄養摂取の環境整備から代謝と体組成改善の最善のタイミングであるという自覚を持つことが必要であり，それが保健指導のニーズを引き出すということ．
3) 管理栄養士は歯科疾患とNCDsの関係を理解し，歯科医師は歯科診療の中に保健

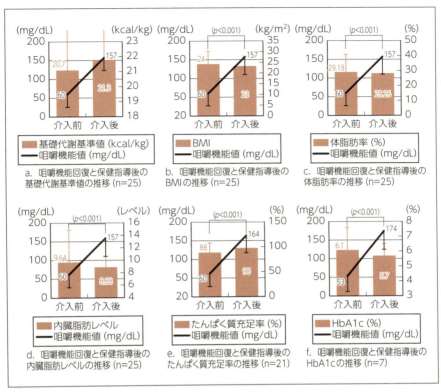

図5 咀嚼機能回復と保健指導語の各種検査値の推移

指導の必要性を見出さなければならない.

これらの克服に向けて,歯科医療人は保健指導内容を勉強・実践し,管理栄養士は歯科助手業務全般を包括した勤務体系を取ることを推奨します.

歯科診療の多彩な局面で,まさに保健指導の必要性と有効性を告知する場面に遭遇します.この時に瞬時に対応できるなければ保健指導を常態化する体制への前進はできません.

文献
1) 武内博明ほか,歯科発アクティブライフプロモーション21 健康増進からフレイル予防まで.デンタルダイヤモンド.96-97, 2017.
2) Wakai K, Naito M, Naito T, et al. Tooth loss and intakes of nutrients and foods : a nationwide

4章　多職種連携の場面・効果

survey of Japanese dentists. Community Dent Oral Epidemiol 2010；38（1）：43-49.
3）Zhu Y, Hollis JH. Tooth loss and its association with dietary intake and diet quality in American adults. J Dent. 2014；42（11）：1428-1435.
4）Yoshida M, Kikutani T, Yoshikawa M, et al. Correlation between dental and nutritional status in community-dwelling elderly Japanese. Geriatr Gerontol Int. 2011；11（3）：315-319.
5）Papas AS, Joshi A, Giunta JL, et al. Relationships among education, dentate status, and diet in adults. Spec Care Dentist. 1998；18（1）：26-32.
6）Bhupathiraju SN, Tobias DK, Malik VS, et al. Glycemic index, glycemic load, and risk of type 2 diabetes：results from 3 large US cohorts and an updated meta-analysis. Am J Clin Nutr. 2014；100（1）：218-232.
7）Chiu CJ, Taylor A. Dietary hyperglycemia, glycemic index and metabolic retinal diseases. Prog Retin Eye Res. 2011；30（1）：18-53.
8）Yoshihara A, Watanabe R, Nishimuta M, et al. The relationship between dietary intake and the number of teeth in elderly Japanese subjects. Gerodontology. 2005；22（4）：211-218.
9）Iwasaki M, Kimura Y, Ogawa H, et al. The association between dentition status and sarcopenia in Japanese adults aged ≥75 years. J Oral Rehabil. 2017；44（1）：51-58.
10）Chiu CJ, Liu S, Willett WC, et al. Informing food choices and health outcomes by use of the dietary glycemic index. Nutr Rev. 2011；69（4）：231-242.
11）Schulze MB, Liu S, Rimm EB, Manson JE, et al. Glycemic index, glycemic load, and dietary fiber intake and incidence of type 2 diabetes in younger and middle-aged women. Am J Clin Nutr. 2004；80（2）：348-356.
12）歯科補綴患者向けの食育・食習慣改善のためのテキスト．Medicalプランニング．
13）歯科医療者向けの保健指導マニュアル．Medicalプランニング．

Column

特定健康診査と定期健康診断の違いと，歯科医師の活躍

武内博朗・花田信弘

医師が行う定期健康診断

　会社や職場などで実施される健康診断は，労働安全衛生法に基づき行われる定期健康診断である．定期健康診断は事業主に実施義務があり，その対象者は必ず受診しなければならない．

　定期健康診断の実施項目は特定健康診査の項目を上回っているため，特定健康診査を含む形で慣例的に実施されている．つまり，定期健康診断は労働安全衛生規則で定める検査項目に特定健康診査の検査項目を全て含んでいるため，これを実施していれば，改めて特定健康診査項目を実施する必要がないのである．

　法令上，定期健康診断が特定健康診査に優先するため，事業者は，特定健康診査に代えて定期健康診断の結果を提出することで，特定健康診査を実施したとみなされる．

歯科診療所で管理栄養士が（特定）保健指導に関わる場面

歯科医師が対応可能な特定健康診査

　これに対し，特定健康診査は40歳以上75歳未満の全ての被保険者・被扶養者を対象とし，医療保険者にその実施義務があり，対象者に受診を促すことが望ましいとされる．その根拠法は，高齢者の医療の確保に関する法律（高齢者医療確保法）である．

　ところで，社会保険の本人以外，すなわち社保の家族は労働安全衛生法に基づく定期健康診断を受診できないために，40歳以上75歳未満に限っては，高齢者医療確保法に基づいて特定健康診査を受けなければならない．

　特定健康診査及び特定保健指導の実施に関する基準（平成19年厚生労働省令157号）によると，特定健康診査の項目は，**表1**の1）から9）に示すものであり，歯科医師が対応可能である．

歯科が対応する利便性

　ある保険者の特定健康診査の受診率が国の定める目標値に達しないと，その医療保険者は国に納める後期高齢者支援金が加算され，結果として保険料率に跳ね返りかねない．また，協会けんぽでは，2018年度から新たにインセンティブ（報奨金）制度が導入され，上位23の都道府県はインセンティブが付与されて翌々年度の保険料率が引き下がり，下位24の都道府県は保険料率が一律上がる仕組みとなった．したがって，各医療保険者が受診や受診に代わる定期健康診断結果の提供を呼びかけることは，保険料率の上昇を抑制するために必要である．

　定期健康診断を受診できない社保等の家族に対し，地域の歯科クリニックが特定健康診査を実施することは，それなりの利便性がある．

表1　特定健康診査及び特定保健指導の実施に関する基準（平成19年厚生労働省令157号）による，歯科医師が対応可能な特定健康診査の項目

1）既往歴の調査（服薬歴及び喫煙習慣の状況に係る調査を含む．）
2）自覚症状及び他覚症状の有無の検査
3）身長，体重及び腹囲の検査
4）BMI測定
5）血圧の測定
6）肝機能検査（血清AST，血清ALT及びγ-GTPの検査）
7）血中脂質検査（血清トリグリセライド（中性脂肪），HDLコレステロール及びLDLコレステロールの量の検査）
8）血糖検査
9）尿検査（尿中の糖及び蛋白の有無の検査）

4章　多職種連携の場面・効果

病院におけるNST

岩佐康行

■ 背景

　NSTとはnutrition support teamの略語で，入院患者の栄養状態を評価し，個々に応じた適切な栄養管理法を提言あるいは実行するチーム医療の1つです．栄養管理はすべての疾患治療のうえで共通する基本的医療の1つであり，一般に栄養管理をおろそかにすると，いかなる治療法も効力を失ってしまうと考えられています[1]．その一方で，栄養管理は疾患の病態や病期により，また管理の程度により意義や役割が異なるため[2]，医師と看護師だけで十分な管理を行うことは困難です．したがって，さまざまな専門職が集まり，それぞれの専門知識を活かすことで患者の回復を促進するチーム医療が必要とされています．

　NSTは1973年にアメリカで本格的にはじまり[3,4]，急速に欧米に普及しました．日本では1998年，鈴鹿中央総合病院（三重県）に全科型（診療科は関係なく，入院患者全員が対象）のNSTが誕生し[4,5]，その後全国的に普及しました．診療報酬（医科）では，2010年に栄養サポートチーム加算が評価され，さらに2016年からは歯科医師（院内・院外ともに可）がNSTに参加することに対する歯科医師連携加算が評価されています．NSTにおける最終目標は「口から食べること」による栄養管理であり，歯科からの助言や取り組みが求められています．

　栄養療法に関連した学会や団体は多いのですが，そのなかで日本栄養療法推進協議会（JCNT）は第三者的な立場からNST稼働施設認定を行っています．JCNTに協力している日本静脈経腸栄養学会（JSPEN）※，日本病態栄養学会，および日本外科代謝栄養学会のうちで，JSPENは会員数21,000名を超す大きな学会であり，認定歯科医制度やNST専門療法士（歯科衛生士も対象）認定制度などがあります．栄養療法は幅広いので，学会それぞれの特徴をよく理解して入会されると良いでしょう．

■ エビデンス

　欧米でNSTが普及した背景には，経腸栄養に比べて膨大な医療費が必要とされる

※JSPENは2020年に日本臨床栄養代謝学会へ名称変更（略語は現行ママ）の予定です．

表1　NST稼働の効果[4]

	急性期病床			慢性期病床		
	稼働前	稼働後	差	稼働前	稼働後	差
中心静脈栄養症例数	913	707	−206	54.5	48.7	−5.8
経腸栄養症例数	275	442	167	1006	1105	＋99
抗菌薬購入量（円）	22,493,597	21,486,300	−1,007,297	12,714,500	10,684,475	−2,030,025
抗MRSA薬購入量（円）	2,824,915	2,274,639	−550,276	1,887,383	1,023,358	−864,025
平均在院日数	18.91	17.66	−1.25	29.87	29.19	−0.68

（2005年度全国主要64施設集計：100床あたり/日本静脈経腸栄養学会NSTプロジェクト）
急性期病床，慢性期病床のいずれにおいても中心静脈栄養症例数が減少し，経腸栄養症例数が増加している．つまり患者にとって，より生理的な栄養摂取が行われるようになっていると考えられる．また，抗菌薬・抗MRSA薬の購入量および平均在院日数が減少しており，患者負担および医療経済的な負担が軽減されているということでもある

中心静脈栄養（TPN）の乱用抑制およびカテーテル敗血症などの致死的合併症の予防などがあったようです．日本でもNST介入により入院日数の短縮や感染症の減少など，患者にも医療経済的にも恩恵が得られることが示され[4,6]，普及に至りました（**表1**）．2017年4月18日現在，NST稼働施設認定数は1,037施設となっています[7]．また，日本ではTPNのみならず，経腸栄養さらには経口摂取までを一貫した形で管理していることが特徴です[4]．

　筆者が勤務する原土井病院（福岡県）を例に挙げると，NSTに胃瘻造設担当の医師および摂食嚥下リハビリテーション担当の歯科医師と言語聴覚士が所属しています（**図1**）．したがって，TPNの間に摂食嚥下リハビリテーションを開始して，経口摂取困難な状況が続く場合には胃瘻栄養で腸管を活用しつつ，経口摂取への移行を目指すといった連携が可能となっています．

■ 実際

　当院は556床のケアミックス病院で，NSTは2005年10月に内科医師（栄養担当）と歯科医師（嚥下担当）が中心となって立ち上げました（**図1**）．歯科医師は嚥下（食支援）回診のまとめ役で，内科回診にも参加しています．当院は高齢患者が多い影響か，現在では嚥下（食支援）回診の依頼が最も多く，摂食嚥下障害のほかに，経口摂取を行っているが低栄養のリスクが高い，いわゆるフレイルな患者への食支援と栄養管理を行っています．このような患者の多くは複数の疾患を有し，日常生活自立度（ADL）

4章 多職種連携の場面・効果

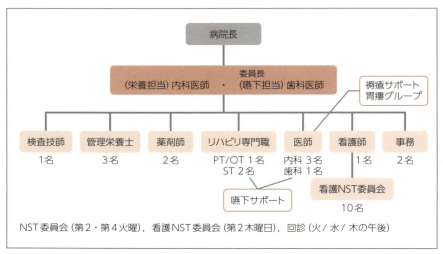

図1 原土井病院NSTの組織図

表2 NSTにおける歯科の役割

主な役割	具体的な内容	注意点
口腔内の問題抽出	・食べられない原因が口腔内にないか診査する（歯の動揺，義歯不適合，粘膜疾患など）	問題解決が可能かどうかも判断する
口腔衛生管理	・病棟スタッフに口腔清掃法などを助言する ・歯科衛生士がいれば指示をする	患者の状態や，病棟スタッフの負担も考慮した管理方法を助言する
歯科治療	・NSTとは別に歯科治療を行う（義歯の調整，動揺歯の固定または抜歯，口腔粘膜炎の処置，その他）	患者の状態や，病院の治療環境を考慮する
摂食嚥下障害への対応	・捕食・咀嚼・送り込みなどについて，専門的な立場から助言する ・嚥下について助言する ・舌接触補助床，軟口蓋挙上装置を作製する	咀嚼の問題に対応するだけでもよい．嚥下については看護師や言語聴覚士と連携する

「口から食べる」という最も生理的な栄養摂取を支援することが歯科の役割となる．特に高齢患者では口腔内の問題がよくみられるため，NSTへの歯科の参加が求められている．その一方で，患者の全身状態や入院期間などにより，歯科治療の内容が制限される．対応困難な場合の次善策について，多職種で考えることも必要となる．

は低い傾向にあり，認知機能の低下も認められるなどさまざまな問題を抱えているため，多職種によるチーム医療が必要です．そのなかで歯科医師は咀嚼・嚥下能力の評価と実際に食べている食物形態が適切かどうかの判断，および口腔内の問題の発見と対応などを担当しています．さらに摂食嚥下障害患者に対しては，NSTとリンクした嚥下サポートチーム（歯科医師・歯科衛生士・言語聴覚士など）が病棟看護師と協力して評価（嚥下造影や嚥下内視鏡検査）および訓練を行っています（**表2**）．

　栄養の問題は，入院中だけではなく退院後にも継続的な対応が求められます．特に摂食嚥下障害患者では，食事の姿勢やペースなどの適切な食事介助を行わないと誤嚥を生じる危険性が高くなるため，退院先への指導と支援が必要です．筆者は2010年から施設への嚥下回診を行っていますが，地域包括ケアシステムにおいては，かかりつけ歯科医がミールラウンドなどで対応することが求められています．

■ まとめ

　NSTは多職種で入院患者の栄養管理を行うものですが，高齢患者においては口腔内に問題を抱えていることが多いため，歯科の関与が求められています．しかし，歯科の標榜がある病院は少ないため，地域の歯科医師や歯科衛生士が訪問診療によりNSTに参加する必要があります．かかりつけの患者が入院した場合などに病院から依頼があったら，ぜひ参加してください．

文献

1) 東口髙志．こうして作る，動かすNST．山中英治 編著．こうして作る，動かすNST 第1版．日総研出版，2004．5-18．
2) 日本病態栄養学会編．認定病態栄養専門士のための病態栄養ガイドブック 第1版．メディカルレビュー社，2002．10-13．
3) Blackburn GL, Bistrian BR, Maini BS, et al. Nutritional and metabolic assessment of the hospitalized patient. JPEN J Parenter Enteral Nutr. 1977；1 (1)：11-22.
4) 東口髙志．わが国におけるNSTの現状と未来．日消誌．2007；104 (2)：1691-1697．
5) 東口髙志．世界の中の日本—我が国の栄養療法確立に向けて—．静脈経腸栄養．2011；26 (1)：5-10．
6) 東口髙志．わが国における栄養サポートチーム (NST) の活動状況と稼働効果に関する全国調査．2010年度科学研究費補助金研究成果報告書
https://kaken.nii.ac.jp/ja/file/KAKENHI-PROJECT-19390148/19390148seika.pdf
7) 一般財団法人日本栄養療法推進協議会．概要．
http://www.jcnt.jp/outline/gaiyou.html（2019年5月27日アクセス）

4章　多職種連携の場面・効果

介護保険施設におけるミールラウンド（食事観察）

枝広あや子

■ 背景

　要介護高齢者のADLの低下に伴ってその抱える課題は複雑化し，関わる職種も増え，課題が複雑化するほど，多職種間の連携が困難となる傾向があります．しかしながら，高齢者が最期まで自分の口で食べ物を噛み，味わって食べること，そして自分らしく生活することの実現には多職種による取り組みが必須です．

　2006年度4月から介護保険制度に導入された経口維持加算は，要介護高齢者の栄養ケア・マネジメントを充実させ，経口摂取維持への取り組みを進める目的で設けられた制度です．摂食嚥下機能の専門的検査が要件になっていたことから，摂食嚥下機能を専門とする医師・歯科医師との頻繁な連携や嚥下造影や嚥下内視鏡検査の実施が困難な介護保険施設では，算定困難なケースも多かったのが現状でした．

　2012年改定と実践を経て，2015年度改定によって見直しされた経口維持加算は，施設入所者の口腔機能や咀嚼機能を重視し，その機能を改善・把握したうえで栄養管理を行うこと，またその歯科と栄養をはじめとした多職種協働のプロセスを評価するという画期的な内容といえます．これまでの検査方法による評価区分を廃止し，多職種によるミールラウンド（食事観察）やカンファレンス等の取組のプロセスおよび咀嚼能力等の口腔機能を踏まえた，経口維持のための支援を評価する内容になりました．これらの制度施行には，先駆的に取り組みを行いエビデンスの蓄積を行ってきた専門職による成果があったからこそ成し得たものであります．

■ エビデンス

　ミールラウンドとは，経口摂取に課題を抱える要介護高齢者に関わる多職種が，高齢者の食事場面を観察評価し，食に関する課題の解決につながる要因を検討する取り組みのことです[1]．介護保険施設における検討では，管理栄養士と歯科衛生士がそれぞれ個別に利用者へのサービスを行うよりも，歯科衛生士と管理栄養士が連携して利用者の経口摂取支援を行うことで，入所者の体重減少を有意に抑制すると報告されています（**図1**）[2]．また，要介護高齢者に対して施設職員や地域の歯科医師が参加した栄養支援の効果として，介入前の栄養アセスメントで高リスクであった入所者が，半

介護保険施設におけるミールラウンド（食事観察）

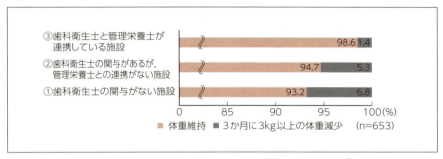

図1 歯科衛生士と管理栄養士の連携／個別ケアによる体重に対する効果[2]
最近3か月間の体重の増減（高齢者施設における）

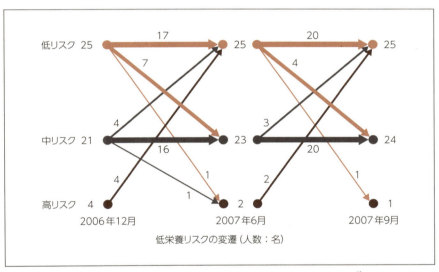

図2 施設職員と歯科医師が共同した栄養支援の低栄養リスクに対する効果[3]

年の介入後の再評価では全て低リスクに改善したという報告があります（**図2**）[3]．定期的に歯科医療機関と連携した栄養支援を行うことによって，口腔環境や咀嚼状態等の検討が加わり，要介護高齢者それぞれの状況に応じた栄養支援が可能になることを示唆しています．

　そして要介護高齢者への経口摂取支援は，多職種協働チームの成果ととらえることもできます．複雑なニーズを持った要介護高齢者に対して最大のアウトカムを得るためには，チームが共通の目標を持ち，各専門家によって多面的なアセスメントがなさ

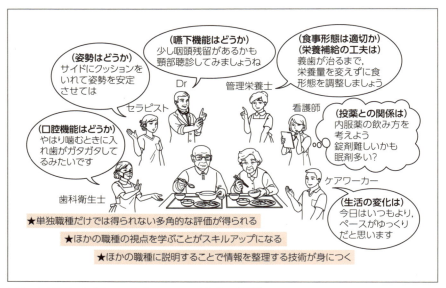

図3 多職種によるミールラウンドおよび会議の効果[1]

れ有機的に連携を図ることが重要です（図3）[4]．多職種チームは，高齢者の健康とQOLの向上，介護者の介護負担の軽減に寄与できることだけでなく，チームのメンバーと知識と技能の共有を促進し，メンバーの業務をより豊かで興味深いものにするといわれており，またそのことが継続的な効果を生み出します[5]．複数の多職種協働による経口摂取支援の先進例から，多職種チームの発展のプロセスをまとめると，課題の共有や，それぞれの職種が垣根なく何でも話し合える場の醸成を経て，各自の知識技術の向上が得られ，施設全体のケアスキル向上につながるという構図が見えてきます（図4）[6]．

■ 実際

多様な専門職種による多角的な視点で観察した情報を持ち寄り，多職種で対策を検討することで経口摂取の改善につながります．観察の要点は食事環境，姿勢，口腔機能，食形態，食具，本人の視線や食べ方など多岐にわたり，またそれらを観察し専門的な考察を加えて話し合うというプロセスが，関わる専門職への学習効果にもつながり，施設全体の食事支援スキルの向上につながるといえます（図5）．歯科医師や歯科衛生士はチームの一員として，時にリーダー的役割や，アドバイザーとしての機能など，そのチームに応じた有機的な連携を求められています．重要なことは，有機的な

介護保険施設におけるミールラウンド（食事観察）

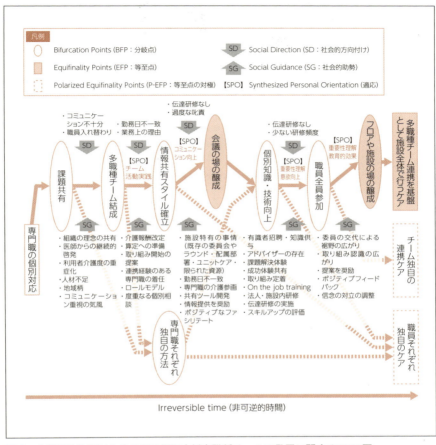

図4 介護保険施設における経口摂取支援多職種チームの発展に関するTEM図

連携がなされるにはチームで積み重ねた経験が必要であり，時間も重要な要素であると理解することです．あせらず，じっくり進めることが必要です．

取り組みの具体的な詳細は「多職種経口摂取支援チームマニュアル（Ver.1.2）」（図6）[1]をご参照いただき，一歩前に踏み出してみてください．

■ まとめ

高齢者に対する医療介護連携のなかでも，経口摂取の支援は非常に多くの職種が互いに専門性を発揮し連携できる取り組みの1つです．口腔内の器質的構造や機能を熟

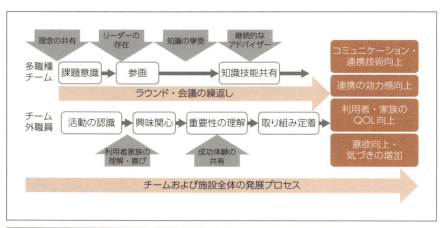

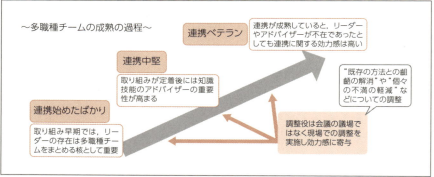

図5 多職種チームによるミールラウンド及び会議を介したチーム及び施設全体への効果[1]

知した歯科医師，歯科衛生士がミールラウンドに参加することで，高齢者の経口摂取の質，さらに生活全体の質が向上し，またチームにおける悩みと成功体験の共有を繰り返すことでより包括的で効果的な多職種の結びつきが得られます．

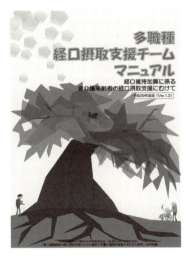

図6 多職種経口摂取支援チームマニュアル[1]
2015年度の介護報酬改定において,経口維持加算は多職種協働のプロセスを評価する形式に見直しされたことを受け,これまで一般的に広まっていなかった多職種による食事の観察やカンファレンス等の実施プロセスおよび特別な支援に相当する支援内容,計画書記載例,多職種チームの発展に向けた要点をまとめている.介護保険施設において中心的な役割となる管理栄養士向けに作られたマニュアルだが,誰でもダウンロードが可能である

文献

1) 平成29年度厚生労働科学研究費補助金(長寿科学政策研究事業)「要介護高齢者の経口摂取支援のための歯科と栄養の連携を推進するための研究」研究班(主任研究者枝広あや子)編 多職種経口摂取支援チームマニュアル―経口維持加算に係る要介護高齢者の経口摂取支援にむけて―平成29年度版(Ver.1.2)
https://www.tmghig.jp/research/release/2018/0806.html
2) 平成26年度老人保健事業推進等補助金老人保健健康増進等事業介護保険施設における口腔と栄養のサービス連携に関する調査研究事業報告書(国立長寿医療研究センター)
3) 菊谷武,高橋賢晃,福井智子,ほか.介護老人福祉施設における栄養支援摂食支援カンファレンスの実施を通じて.老年歯科医学.2008;22(4):371-376.
4) 平原佐斗司.10.多職種連携(IPW)について.In:在宅医療テキスト第3版,p.39,公益社団法人在宅医療助成勇美記念財団,2015.
5) Mion L, Odegard PS, Resnick B, et al. Interdisciplinary Care for Older Adults with Complex Needs:American Geriatrics Society Position Statement, J Am Geriatr Soc. 2006;54(5):849-852.
6) 小原由紀,枝広あや子.複線経路等至性アプローチ(TEA)を用いた要介護高齢者の経口摂取支援多職種チームの発展経過プロセス.厚生労働科学研究費補助金(長寿科学政策研究事業)要介護高齢者の経口摂取支援のための歯科と栄養の連携を推進するための研究(主任研究者枝広あや子)平成27〜29年度 総合研究報告書.171-189.

4章　多職種連携の場面・効果

認知症患者の食事支援

枝広あや子

■ 背景

　本項では，おもに認知症の原因疾患の約6割を占めるアルツハイマー型認知症（AD）を中心に解説します．ADは持続的に起こる脳の変性が原因である変性性認知症の1つです．変性性認知症では，神経細胞の脱落，神経原線維変化，神経伝達物質の異常，大脳皮質の委縮が徐々に全体に広がり，脳の機能障害を起こしていくことで，日常生活上の不具合が生じていきます．臨床症状はゆっくり経時的に変化していき，その様子は認知症高齢者1人ひとりで千差万別です．現時点では原因疾患そのものは治癒が困難であることから，認知症自体を治療（キュア）することより，表出される臨床症状への支援（ケア）が生活を支える主体となる，というのが世界共通の考え方です．

■ エビデンス

　日常生活の不具合の原因は認知機能障害です．DSM-Ⅳでは"中核症状"とよばれた症状はDSM-5では認知機能障害として①全般性注意障害，②遂行機能障害，③記憶障害，④失語，⑤視空間認知障害，⑥失行，⑦社会的認知の障害，とされました[1]．これらは脳機能の障害として直接表れる症状であり，認知症であれば病態による差はあっても必ず認められる症状です．これらの機能低下と廃用，加齢変化により身体機能低下が進行していきます．大人になってから得た知識や概念は失われやすく，子供のころから継続して習慣的に行ってきた習熟動作は保存されやすいといえます．

　一方，認知機能障害によって，周囲の状況を把握できなくなり混乱した結果生じる症状は，認知症の行動・心理症状（behavioral and psychological symptoms of dementia；BPSD）とよばれ，認知症の80％前後がBPSDを合併するといわれます．日常生活上の行動変化として不穏，焦燥性興奮，脱抑制，攻撃性，収集癖など，また心理症状としては不安，うつ症状，幻覚，妄想があげられます．食事の場面であれば，異食，手掴み食べ，過食，盗食等がそれにあたります．身体疾患や心理環境要因などのさまざまな影響を受けるため，きっかけになる出来事や状況を丁寧に振り返り，本人の世界を想像して支援することで軽減の可能性があります．

食事動作は習慣的動作であるため，軽度ADでは大きな課題はありませんが，口腔衛生には課題が生じるため口腔環境の悪化に留意が必要です．中等度ADでは認知機能低下により時間経過や食事環境，提供された食物などを把握し適切に注意を向けることが障害されます．例えば食事を目の前にしても摂食行動を開始できず混乱して別の行動を起こす，または行動を起こすことができない摂食開始困難，また食具使用困難，食事の中断などが起こります[2]．摂食行動が障害されていても咀嚼や嚥下機能の低下が軽度であれば，誤嚥リスクは少ないのがADですが，次第に咀嚼の協調運動が障害され，リズミカルで複雑な咀嚼の動きが失われます．さらに進行すると口腔内での移送が困難になり，溜め込み，吐き出しなどの症状が起こります．最重度に至ると嚥下反射の惹起や，喉頭挙上が障害され，咽頭期嚥下障害となり誤嚥が起こりやすく，結果として体重減少，免疫力低下が起こります．重度ADにおいては全身衰弱と機能障害だけでなく，生体恒常性の破綻と基本的生体機能の障害が起こっており，たとえ経管栄養で栄養が補給されていたとしても十分な吸収が困難であるとの報告があります[3]．

■ 実際

食の支援は生活の支援ですから，医療モデルではなく生活モデルで考える必要があります．認知症患者はリラックスしていて慣れた環境であれば，残存機能を最大限発揮することが可能ですが，逆に慣れない環境下では不安からBPSDが出現し，残存機能を発揮することが困難になります．環境を適切に整えることで，複雑な日常生活の情報処理が困難であっても，習慣性動作である食行動は保存されやすいといえます．したがって，認知症患者本人にとってわかりやすい，慣れていて落ち着ける環境を提供することが食の支援の成功要因です．

認知症の食の課題は，専門的な摂食嚥下機能評価のみならず，多職種による観察評価が適しています（ミールラウンドの項，参照）．本人の機能低下が要因とならない時期であれば，入院などの環境変化や身体疾患などの心理的な要因が検討課題です．

観察は本人の視界に入ったり，触ったり話しかけすぎると本人にとって邪魔な刺激になるので，離れて姿勢や視線の動きなどを観察するのが適切です（図1）[4]．また後方から本人の視界を疑似体験してみると，環境の中の注意を削ぐ要因が見えてくることがあります（図2）．アセスメントに要する情報は食事場面のみならず，睡眠や排泄，疲れなど生活のすべての情報収集が必要です（ミールラウンドの項，参照）．

中等度ADにおいては見当識障害や注意障害等による混乱から摂食行為が障害され別の行動をとってしまうことがありますので，混乱しないような環境の調整が摂食行為の自立に効果的です（図3）[5]．見える世界を，本人にとってわかりやすくするのが鍵といえます（図4）[6]．

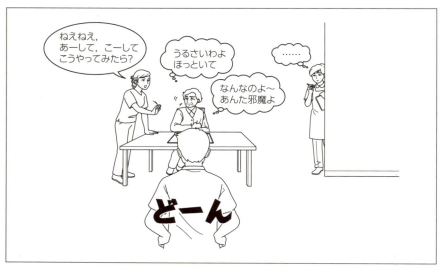

図1 対象者に役立つ観察評価はどれか[5]

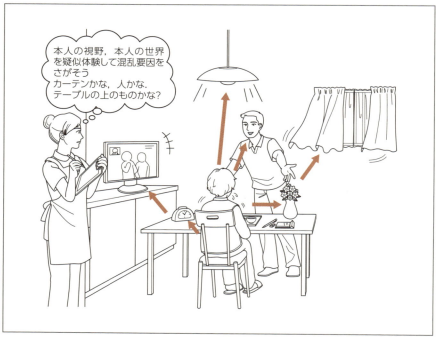

図2 環境調整のために対象者目線で観察[5]

認知症患者の食事支援

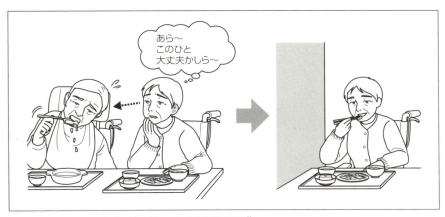

図3　キョロキョロするが食べないときは環境調整[5]

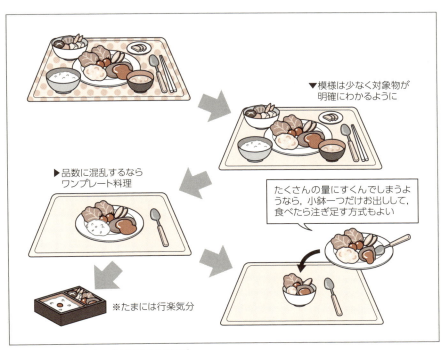

図4　目の前の食卓の混乱要因を調整[5]

129

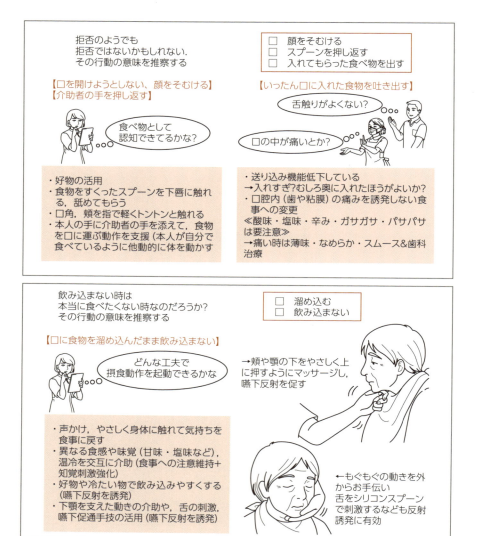

図5　拒否的とも思える行動：それは食べたくない気持ちのアピールかどうか

　重度では神経ネットワークの障害によって味覚，嗅覚，触覚などの鈍化，反応性の低下，廃用が口腔内での食塊形成を障害し丸飲み傾向になり，いずれ嚥下反射の惹起困難な出現しますが，食事形態や風味，温度の工夫，姿勢保持が効果的です（図5）．
　認知症の人の口腔衛生や食事に関する行動変化に対しては，食事や環境など何らか

の情報に混乱した結果生じてしまったBPSDに起因する症状と，認知症の進行そのものによる身体機能低下に起因した症状を区別するように観察アセスメントすることが，支援の要点になります．認知症の人の世界を想像し，混乱させないような誘導を行うことが重要です．

■ まとめ

　認知症の人への支援は，病態の理解と対象となる人自身の理解からはじまります．器質的な口腔咽頭の状態に加えて，口腔や咽頭の機能は精神状態にも大いに影響され，その精神状態は社会的環境や身体的トラブルに強く影響されます．だれもが人として生きるなかで，最後に残った自立機能である"食べる機能"を包括的に支えることは，予期的グリーフケアにも貢献する，重要なわれわれの専門性といえます．

文献

1) 高橋三郎，大野　裕監訳．DSM-5 精神疾患の分類と診断の手引．医学書院，2014.
2) Edahiro A, Hirano H, Yamada R, et al. Factors affecting independence in eating among elderly with Alzheimer's disease. Geriatr Gerontol Int. 2012；12（3）：481-490.
3) Chouinard J, Lavigne E, Villeneuve C. Weight loss, dysphagia and outcome in advanced dementia. Dysphagia. 1988；13：151-155.
4) Watson RR, ed. Handbook of nutriton in the Aged 4th Edition. CRC Press. 2008, p11.
5) 枝広あや子．Part3認知症の原因疾患に基づく対策．In：認知症の人の摂食障害 最短トラブルシューティング 食べられる環境，食べられる食事がわかる．吉田貞夫編集．医歯薬出版，2014.
6) 平成29年度厚生労働科学研究費補助金（長寿科学政策研究事業）「要介護高齢者の経口摂取支援のための歯科と栄養の連携を推進するための研究」研究班（主任研究者枝広あや子）編 多職種経口摂取支援チームマニュアル―経口維持加算に係る要介護高齢者の経口摂取支援にむけて―平成29年度版（Ver.1.2）．
https://www.tmghig.jp/research/release/2018/0806.html

4章　多職種連携の場面・効果

特別支援学校における食支援

遠藤眞美

■ 背景

摂食機能はヒトの本能ではなく，認知や運動，情意といった機能の3領域における学習によって習得します．障害児者は学習不足や誤学習によって食事に苦慮する場合が多く，発達期からシームレスな適切な食事環境の提供による摂食嚥下（リ）ハビリテーションが重要です．学童期では，学校給食も学習の場となります．

学校給食の目的は児童生徒の心身の健全な発達をめざすとともに望ましい食習慣の形成を図ることで，特別活動における学級活動として教員が教育を行っています．特に特別支援学校では「『食べる力』を育む学習の場」として食事機能の学習とともに生きる力を育む貴重な時間です．

一方で，学校給食での窒息事故は絶えません．2017年度の特別支援学校を対象にした調査では2例が死亡に至っていました（**表1**）[1]．文部科学省は2012年度に「障害

表1 学校の種類別の学校給食における窒息経験数とその経過[1]

学校に通学する児童・生徒のおもな障害	小学校（給食提供297校）				中学校（給食提供290校）				高校（給食提供296校）			
	すぐに戻った	病院搬送後，戻った	病院搬送後死亡	未記入	すぐに戻った	病院搬送後，戻った	病院搬送後死亡	未記入	すぐに戻った	病院搬送後，戻った	病院搬送後死亡	未記入
肢体不自由	4	0	0	0	1	0	0	0	1	2	0	0
知的障害＋肢体不自由	4	0	0	0	3	0	0	0	1	0	0	1
知的障害	11	0	2	2	10	0	0	0	6	0	0	0
視覚障害	0	0	0	0	0	0	0	0	0	0	0	0
聴覚障害	0	0	0	0	0	0	0	0	0	0	0	0
その他	1	0	0	0	3	0	0	0	0	0	0	0
計	20	0	2	2	17	0	0	0	8	2	0	1

のある幼児児童生徒の給食その他の摂食を伴う指導に当たっての安全確保について」を通知し，そのなかで "食べる機能に障害のある幼児児童生徒について，医師その他の専門家の診断や助言に基づき，食事の調理形態，摂食指導の方法について十分な検討を行うこと，また，豊富な経験を有する教員を含む複数の教職員で安全確保を徹底すること，さらに，万一の事故への対応については，あらかじめ医師その他の専門家の指導・助言を受け，教職員間で確認し共有することが望まれること" としています[2]．学校給食実施に参画する教員，学校栄養職員（管理栄養士や栄養士），栄養教諭，校長，副校長・教頭，保健主事，養護教諭，その他の教員，調理員などと外部の専門家が定期的に研修などを通して連携することが求められているのです．

■ エビデンス

1）食べる機能を促す学校給食の重要性

特別支援学校の学校給食は89.9％と高い普及率で[3]，医学的配慮が必要にも関わらず医療機関を受診できない場合であっても，生活地域や家庭環境に影響されることなく平等に食べる機能を学習できる機会です．

給食は教材であり，特別支援学校では各人に合った形態食が求められます．その目的として誤嚥窒息などの事故防止，摂食嚥下機能の向上，学習機会（食育）の提供があげられ[4]，各人の機能に応じて教員，栄養教諭や学校栄養職員，学校医，外部専門家，保護者などで協議して決定します[4]．一方で，学校給食の形態食の全国的な統一基準はなく，その義務もないので呼称が学校や地域で異なり，提供されている種類数や分類名もさまざまです．地域での統一化のために教育委員会が基準を設定していたり，「発達期摂食嚥下障害児（者）のための嚥下調整食分類 2018」[5]が決定してからはその分類を参考に変更する学校が増えています．その対応は，肢体不自由校では進んでいますが，知的障害が中心の学校では完全とはいえず，教員が調理ハサミやスプーンで細かく切ったり，潰したり，増粘剤やゲル化剤を混ぜたり，ミキサーなどの調理器具による再調理（手元調理）で対応している状況です．それらの対応が不適切な場合もあるので外部専門家との連携が望まれます．

2）特別支援学校における栄養教諭の存在

食べる機能の効果的な教育の担い手として2005年に栄養教諭が導入されました[6]．栄養教諭の職務を図1に示します．配置は地方公共団体や設置者の判断ですが増加傾向です[7,8]．特別支援学校では約4割に配置され，その9割が給食指導に携っており，配置校では医療職との高い連携率でした[1]．

3）外部専門家との連携の必要性

外部専門家として理学療法士，言語聴覚士，医師，歯科医師，歯科衛生士などの医

4章 多職種連携の場面・効果

> (1) 食に関する指導
>   1. 肥満，偏食，食物アレルギーなどの児童生徒に対する個別指導を行う
>   2. 学級活動，教科，学校行事等の時間に，学級担任等と連携して，集団的な食に関する指導を行う
>   3. 他の教職員や家庭・地域と連携した食に関する指導を推進するための連絡・調整を行う
> (2) 学校給食の管理
>   栄養管理，衛生管理，検食，物資管理等

図1 栄養教諭の職務

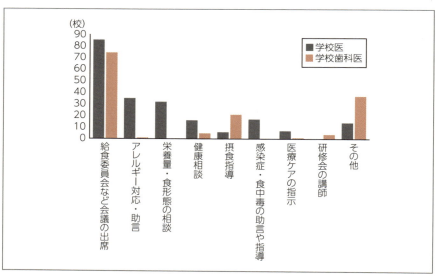

図2 学校医・学校歯科医が行っている学校給食に関する業務[1]

療職があげられます[1]．また，各学校に必ず配置されている学校医・学校歯科医の給食に関する連携状況は半数以下で，その内容は**図2**の通りです[1]．

外部専門職として歯科医療者の指導実施率は1.5割程度と高くありません[1,9]．

■ 実際の支援

日本大学松戸歯学部障害者歯科学講座では，外部専門家として関東近郊を中心に特別支援学校の給食指導を行っています．おもな実施内容は給食時間に訪問し，実際の給食場面に立ち会いながら教員に対して食環境，食内容，マッサージなどを含んだ筋

134

機能療法による間接訓練，適切な食事介助法などを助言します．その後，保護者の同意のもとで撮影したVTRを用いて振り返りの時間を設けます．児童生徒の個別支援ではなく，教員の知識獲得と技術向上を通して多くの児童生徒の食べる機能の学習へとつなげます．また，多くの学校では直接指導とは別に，年に数回の実習を含めた教職員研修会を行います．摂食嚥下リハビリテーションが必要な児童生徒を認めた場合には，医療機関への受診を促します．

　本講座では，地域の専門職にむけた松戸摂食嚥下研修会の開催，地域でのシームレスな支援を目的に，大学近隣の療育施設，特別支援学校，福祉施設，重度心身障害者の医療機関などの顔の見える連携を目的に「松戸摂食嚥下連絡協議会」を開催し，障害児者の食支援の地域力の向上を図っています．これらも特別支援学校での効果的な学習に間接的に効果をあげています．

■ まとめ

　特別支援学校での食支援は，通学する児童生徒にとっては生活する地域や家庭に影響されずに受けられる食支援の第一歩です．人にとって"食べる"とは，食材を認知し，かむことから味わい，おいしさを感じ，美しい所作を学びながら楽しい気持ちを食事する人たちと直接的に共有し，また，食材や食事を作ってくれた方々への感謝といった間接的なコミュニケーションをはかる行為であって"食事"は他者との関わりの中で人間らしさ（人間くささ）を感じる場である，といえます[10]．

　しかし，本来は充実した生活の中心といえる時間にもかかわらず，特別支援学校に通う児童生徒にとっては楽しみを感じられなかったり，時に生命を危ぶまれることさえあります．特別支援学校教育のなかで教育の専門家である栄養教諭を含む教育者と身体機能の専門家である医療者の連携が食支援を行うことは，認知・運動・情意といった機能の3領域を効果的に高めることになり，学習の過程で獲得した機能や意欲が食事という行為を超えて食事以外の適応行動を促すきっかけとなることも少なくありません．多くの適応行動の獲得は，人生において本人らしさの実現に寄与すると考えられ，特別支援学校での給食指導の効果は計り知れないものがあります．

文献

1) 遠藤眞美，猪俣英理，三田村佐智代，野本たかと．歯科医療と教育機関の連携（医教連携）による食事指導の地域格差の実態調査，平成28年度8020公募研究事業研究報告書，169-177，2017.

2) 文部科学省．障害のある幼児児童生徒の給食その他の摂食を伴う指導に当たっての安全確保の徹底について（通知24初特支第9号），平成24年．
http://www.mext.go.jp/b_menu/hakusho/nc/1326730.htm

3) 文部科学省．平成30年度学校給食実施状況等調査．

http://www.mext.go.jp/b_menu/toukei/chousa05/kyuushoku/kekka/k_detail/__icsFiles/afield-file/2019/02/26/1413836_001_001.pdf)

4) 向井美惠．学齢期の摂食嚥下障害児の問題点：給食の観点から．Monthly book medical rehabili-tation. 2016；202：40-45.

5) 日本摂食嚥下リハビリテーション学会医療検討委員会．発達期摂食嚥下障害児（者）のための嚥下調整食分類 2018．日摂食嚥下リハ会誌．2018；22，59-73.

6) 文部科学省．栄養教諭を中核としたこれからの学校の食育（平成29年度）．
http://www.mext.go.jp/a_menu/sports/syokuiku/_icsFiles/afieldfile/2017/08/09/1385699_001.pdf

7) 文部科学省．栄養教諭制度の概要．平成30年度．
http://www.mext.go.jp/a_menu/shotou/eiyou/04111101/003.htm

8) 文部科学省．栄養教諭の配置状況．
http://www.mext.go.jp/a_menu/sports/syokuiku/_icsFiles/afieldfile/2019/03/15/1257966_001.pdf

9) 江草正彦．特別支援学校における歯科保健向上のための学校歯科医への支援ネットワーク・プログラム．障歯誌．2014；35：130-143.

10) 遠藤眞美．"食べる"という事を考える─形態回復，機能回復から生活支援へ．ヘルスサイエンスヘルスケア．2016；15：69-70.

4章　多職種連携の場面・効果

食育（学校保健）

中西明美

■ 背景

　わが国の食に関する状況の変化に伴い，2005年に食育基本法[1]が制定されました．食育基本法では，「食育はあらゆる世代の国民に必要なもの」と示されていますが，子どもの食育については，「子どもたちが豊かな人間性を育み，生きる力を身に付けていくためには，何よりも『食』が重要である」として，特に重要であることが示されています．

　この食育基本法と同年に，学校において子どもの食に関する指導と給食管理を職務とする栄養教諭[2]が制度化されました．これにより，これまで給食管理だけを職務としていた学校栄養職員から栄養教諭へと移行しつつあります．専任の栄養教諭が配置されている学校では，配置されていない学校に比べて「学校全体で食育に取り組む体制づくりが進んだ」とする回答が多かったという結果が示されています[3]．

　また，2008年に改訂された学習指導要領[4]では，「学校における食育の推進」が初めて明記されました．翌年，2009年に改正された学校給食法[5]は，「学校給食の普及充実と学校における食育の推進を図る」ことが目的と示され，学校における食育の推進が新たに規定されました．これらの食育に関する法規が施行されたことにより，学校において食育を実施する体制が整いました．

■ エビデンス

　国は，食育の推進を図るため，2016年に第3次食育推進基本計画を策定しました．この計画に示される食育推進のための目標を**表1**に示しました．このうち，学校における食育に特に関連する目標として，「④朝食を欠食する国民を減らす」，「⑦栄養バランスに配慮した食生活を実践する国民の割合を増やす」，「⑨ゆっくりよく噛んで食べる国民を増やす」，「⑪農林漁業を経験した国民を増やす」，があげられます．

　まず，④の朝食に関するエビデンスでは，朝食を毎日食べる学生は，週3回以上朝食欠食する学生に比べ，エネルギー，たんぱく質や炭水化物，ビタミン類等の栄養素の摂取量が多いこと[6]，また，朝食欠食をする学生は野菜類や果物類の摂取量が少ないことも報告されています[7]．このほか，朝食を食べる習慣がある人は早寝，早起き

4章　多職種連携の場面・効果

表1　第3次食育推進基本計画の目標項目と目標値

	目標		具体的な目標値	現状値	目標値
1	食育に関心を持っている国民を増やす		①食育に関心を持っている国民の割合	75.00%	90%以上
2	朝食又は夕食を家族と一緒に食べる「共食」の回数を増やす		②朝食又は夕食を家族と一緒に食べる「共食」の回数	週9.7回	週11回以上
3	地域等で共食したいと思う人が共食する割合を増やす		③地域等で共食したいと思う人が共食する割合	64.60%	70%以上
4	朝食を欠食する国民を減らす		④朝食を欠食する子供の割合	4.40%	0%
			⑤朝食を欠食する若い世代の割合	24.70%	15%以下
5	中学校における学校給食の実施率を上げる		⑥中学校における学校給食実施率	87.50%	90%以上
6	学校給食における地場産物等を使用する割合を増やす		⑦学校給食における地場産物を使用する割合	26.90%	30%以上
			⑧学校給食における国産食材を使用する割合	77.30%	80%以上
7	栄養バランスに配慮した食生活を実践する国民を増やす		⑨主食・主菜・副菜を組み合わせた食事を1日2回以上ほぼ毎日食べている国民の割合	57.70%	70%以上
			⑩主食・主菜・副菜を組み合わせた食事を1日2回以上ほぼ毎日食べている若い世代の割合	43.20%	55%以上
8	生活習慣病の予防や改善のために，ふだんから適正体重の維持や減塩等に気をつけた食生活を実践する国民を増やす		⑪生活習慣病の予防や改善のために，ふだんから適正体重の維持や減塩等に気をつけた食生活を実践する国民の割合	69.40%	75%以上
			⑫食品中の食塩や脂肪の低減に取り組む食品企業の登録数	67社	100社以上
9	ゆっくりよく噛んで食べる国民を増やす		⑬ゆっくりよく噛んで食べる国民の割合	49.20%	55%以上
10	食育の推進に関わるボランティアの数を増やす		⑭食育の推進に関わるボランティア団体等において活動している国民の数	34.4万人	37万人以上
11	農林漁業体験を経験した国民を増やす		⑮農林漁業体験を経験した国民（世帯）の割合	36.20%	40%以上
12	食品ロス削減のために何らかの行動をしている国民を増やす		⑯食品ロス削減のために何らかの行動をしている国民の割合	67.40%	80%以上
13	地域や家庭で受け継がれてきた伝統的な料理や作法等を継承し，伝えている国民を増やす		⑰地域や家庭で受け継がれてきた伝統的な料理や作法等を継承し，伝えている国民の割合	41.60%	50%以上
			⑱地域や家庭で受け継がれてきた伝統的な料理や作法等を継承している若い世代の割合	49.30%	60%以上
14	食品の安全性について基礎的な知識を持ち，自ら判断する国民を増やす		⑲食品の安全性について基礎的な知識を持ち，自ら判断する国民の割合	72.00%	80%以上
			⑳食品の安全性について基礎的な知識を持ち，自ら判断する若い世代の割合	56.80%	65%以上
15	推進計画を作成・実施している市町村を増やす		㉑推進計画を作成・実施している市町村の割合	76.70%	100%

食育（学校保健）

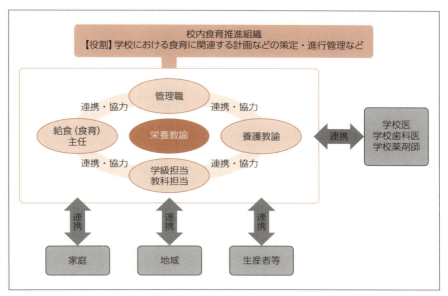

図1 学校における食育推進組織（例）
資料）文部科学省．栄養教諭を中核としたこれからの学校の食育（2017年）

が多いこと[8-16)]や心の健康状態が良好であること[11,17-23)]，学力・学習習慣や体力[9,24-26)]とも関連があることが報告されています．また，朝食摂取頻度が高いことは，う蝕が歯肉炎，口腔保健行動が良好であることの関連が示されています[27-30)]．

次に，⑦栄養バランスに配慮した食生活に関するエビデンスでは，大学生を対象とした研究では主食・主菜・副菜を組み合わせた食事をすると，バランスよく栄養素や食品をとれることが報告されています[31)]．

目標⑨の，「ゆっくりよく噛んで食べること」に関するエビデンスでは，幼児を対象とした研究では，朝食や夕食において，共食している子どもはよく噛んで味わって食べていると報告されています[32)]．小学生を対象とした研究でも，よく噛んで食べる子どもは朝食の共食や家族でのおしゃべりをよくすることと関連しています[33)]．また，よく噛んでいる子どもは，咬合力があることが報告されています[34)]．

目標⑪の農林漁業の経験に関するエビデンスでは，小中学生を対象とした研究では農林漁業体験に取り組むことで食べ物を大切にする意識や食べものへの関心をもつようになることが報告されています[35-38)]．

以上に示した文献のほとんどは，農林水産省より2018年3月に出された，「『食育』ってどんないいことがあるの？〜エビデンス（根拠）に基づいて分かったこと〜」[39)]

と2019年3月に出された，「『食育』ってどんないいことがあるの？～エビデンス（根拠）に基づいて分かったこと～Part2」[40)]に示されていた論文のうち，本項のテーマに合う論文を抽出して掲載しました．詳しい内容を知りたい方は，農林水産省のWebサイトをご参照ください．

■ 実際

文部科学省は，各学校での食育を推進するため，2017年3月に「栄養教諭を中核としたこれからの学校の食育」という冊子を作成しました[41)]．この冊子は，食育を各学校で実践する際に栄養教諭を中核にして食育を推進する際の一連の取組を「計画」「実践」「評価」「改善」のPDCAサイクルに基づき実施するよう示されています．

食育の推進体制[41)]を**図1**に示します．学内では，管理職，給食（食育）主任，学級担任，養護教諭と連携・協力すること，学外では，家庭，地域，生産者，学校医，学校歯科医，学校薬剤師と連携して取り組みよう示されています．

学内外の推進体制のもと，まず実態把握を行い，評価指標を設定します．これを踏まえ，食に関する指導の全体計画等の計画をたてていきます．これらの計画のもと，給食の時間や教科等における指導などの全体に対する集団的な指導と，個々の児童生徒の健康課題等に応じた個別的な相談指導を行います．その際，栄養教諭は，担任や養護教諭等と一緒に組織として取り組むこと，家庭や地域と連携を図ることにより，効果的な指導を目指します．

学校における食育の評価と改善は年度ごとに行います．年度当初にたてた評価指標をもとに評価を行い，その成果と課題について検討します．前年度の結果を次年度に生かすことが重要です．学校における食育の評価については，「ワークブック―評価を考えた食育計画の作成―」[42)]に，日本健康教育学会の栄養教育研究会で検討してきた考え方がまとめられています．

文献

1) 食育基本法.
   http://www.maff.go.jp/j/syokuiku/pdf/kihonho_28.pdf（2019年3月18日アクセス）
2) 文部科学省. 栄養教諭制度.
   http://www.mext.go.jp/b_menu/shingi/chukyo/chukyo0/toushin/04011502.htm（2019年3月18日アクセス）
3) 総務省. 食育の推進に関する政策評価.
   http://www.soumu.go.jp/menu_news/s-news/99039.html#seisakuhyokasyo（2019年3月18日アクセス）
4) 文部科学省. 学習指導要領.
   http://www.nier.go.jp/guideline/h19e/chap1.htm（2019年3月18日アクセス）

5) 学校給食法.
http://elaws.e-gov.go.jp/search/elawsSearch/elaws_search/lsg0500/detail?lawId=329
AC0000000160#2（2019年3月18日アクセス）

6) 山本美紀子，下田妙子，菅 淑江ほか．青年期女子の栄養素等摂取量および食品群別摂取量に及ぼ
す朝食欠食の影響．健康支援．2006；8（2）：97-105.

7) UmemuraU, Ishimori M, Kobayashi T, et al. Possible Effects ofDiets on Serum Lipids, Fatty
Acids and Blood Pressure Levels in Male and FemaleJapanese University Students. Environ
Health Prev Med. 2005 Jan；10（1）：42-47.

8) 伊藤由紀，篠田邦彦．学校段階別にみた肥満傾向児と痩身傾向児の生活習慣における共通点と相
違点．日健教会誌．2015；23（2）99-108.

9) 山田英明，河田哲典，門田新一郎．中学生の朝食摂取と生活習慣に関する健康意識・知識・態度，
健康状況との関連．栄養誌．2009；67（5）：270-278.

10) 宮原公子，藤原尚子，森 惠子ほか．小中学生の生活習慣が朝食摂取に及ぼす影響．日予防医会
誌．2008；3（2）25-29.

11) 春木 敏，川畑徹朗．小学生の朝食摂取行動の関連要因．日本公衛誌．2005；52（3）：235-245.

12) 德村光昭，南里清一郎，関根道和，鏡森定信．朝食欠食と小児肥満の関係．日小児会誌．2004；
12：1487-1494.

13) 坂井真奈美，栢下 淳，稲井玲子．小学生の朝食の欠食に及ぼす生活要因について．運動・健康
教育研究．2006；14（1）：39-46.

14) 原 ひろみ，成 順月，沢田美代子，ほか．中高生におけるインターネット依存傾向と睡眠問
題・不定愁訴の関連．思春期学．2015；33（4）387-396.

15) Tanaka H, Taira K, Arakawa M, et al. An examination of sleep health, lifestyle and mental
health in junior high school students. Psychiatry Clin Neurosci. 2002；56（3）：235-236.

16) Takasaki Y. Serum Lipid Levels and Factors Affecting Atherogenic Index in Japanese Children.
J Physiol Anthropol Appl Human Sci. 2005；24（4）：511-515.

17) 牛島一成，渡辺裕晃，志村正子．中学生の体力，学力，ストレス，生活習慣の関連性．発育発達
研究．2016．72．pp.19-30

18) 千須和直美，北辺悠希，春木 敏．中学生の家庭における共食とボディイメージ，ダイエット行
動，セルフエスティームとの関連．栄養誌．2014；72（3）：126-136.

19) 田村典久，田中秀樹．眠気，イライラ感の軽減に重要な生活習慣の提案 広島県の小児16,421名
における生活習慣調査から．小児保健研．2013；72（3）：352-362.

20) 仲井宏充，友清雅子．朝食欠食に関連する因子について 佐賀県県民健康意識調査の結果からの
考察．日食育会誌．2010；4（3）181-185.

21) 佐藤治子，村松常司，伊東 あかね，横山祥子．セルフエスティーム向上に視点をあてた朝食欠食
児童への健康支援．東海学校保健研．2004；28（1）：13-22.

22) 藤田佑理子，寺嶋繁典，市井雅哉．中学生のライフスタイル ストレスとの関連についての検討．
臨発達心理研．2006；12：81-88.

23) 伊熊克己，鈴木一央，秋野禎846ほか．ライフスタイルと健康に関する研究 中学生の睡眠，食生
活，健康観と自覚症状との関連について．スポーツ整復療法学研究．2003；5（10）：1-12.

24) 牛島一成，渡辺裕晃，志村正子．中学生の体力，学力，ストレス，生活習慣の関連性．発育発達
研．2016；72：19-30.

25) 佐久間夕美子，佐々木晶世，瀧浪 敦，ほか．山形県の児童生徒における体格・体力の検討 低
体力児の地域差．日健医会誌．2011；20（2）97-106.

26) 野々上敬子，平松清志，稲森義雄．中学生の生活習慣および自覚症状と学業成績に関する研究
岡山市内A中学校生徒を対象として学校保健研2008；50（1）5-17.

27) KuboY, Hitomi Y, Kambayashi Y, et al. Behavioral and Environmental Interaction between
Mother and Child inTerms of Oral Health Including Caries and Gingivitis in the Child）．体力・

栄養・免疫学雑誌．2012；22（3）：123-134.

28) 静間夕香，品田佳世子，近藤圭子ほか．中学・高校生の歯科保健行動・意識と食生活習慣との関連性．口腔病学会雑誌．2013；80（2）：54-61.

29) 坂野純子，二宮一枝，高 玉琴ほか．子どものSense of Coherenceと心身の自覚症状，口腔保健行動および生活習慣との関連．インターナショナルnursing care research．2011；10（3）：27-34.

30) 高梨 登，寺本幸代，水谷智宏ほか．学童期の生活習慣と歯・口の健康 齲蝕発生要因およびカリオスタットとの関連．小児歯科学雑誌．2006；44（4）：581-590.

31) Kakutani Y, Kamiya S, Omi N. Association between the frequency of meals combining "Shushoku, Shusai, and Hukusai"（Staple food, main dish, and side dish）and intake of nutrients and food groups among Japanese young adults aged 18-24 years：a cross-sectional study. J Nutr Sci Vitaminol（Tokyo）．2015；61（1）：55-63. doi：10.3177

32) 黒川通典，角谷千尋，吉田幸恵．乳幼児の朝食と夕食の共食頻度とその関連要因．医学と生物学．2013；157（2）：170-175.

33) 巽 夕起，佐々木晶世，叶谷由佳ほか．小学生の咀嚼と生活習慣に関する研究，日本健康医学会雑誌．2010；19（1）：16-22.

34) 山本亜衣，吉岡慶子．児童における咀嚼力，食物摂取状況と肥満との関連性．中村学園大学薬膳科学研究所研究紀要．2016；8：23-31.

35) 英 格，矢部光保．農業体験学習が環境意識と食習慣に及ぼす影響の比較分析．環境教育．2014；24（2）40-49.

36) 野田知子，大竹美登利．生産体験が食意識・食行動に及ぼす影響：食べ物のいのちに対する中学生の認識とのかかわりで．日本家庭科教育学会誌．2003；46（2）：114-125.

37) 嶋谷 円，胡子揚歌，木島温夫．大学・地域連携による小学生の農業体験プログラム─1年間を通じた活動による環境教育の効果─．環境教育．2008；17（3）44-53.

38) 大浦裕二，山田伊澄，片岡美喜ほか．学校給食および食農教育が児童に及ぼす影響に関する一考察．農林業問題研究．2009；45（2）：254-257.

39) 農林水産省．「食育」ってどんないいことがあるの？～エビデンス（根拠）に基づいて分かったこと～（平成30年3月）．
http://www.maff.go.jp/j/syokuiku/evidence/index.html（2019年7月16日アクセス）

40) 農林水産省．「食育」ってどんないいことがあるの？～エビデンス（根拠）に基づいて分かったこと～Part2（平成31年3月）．
http://www.maff.go.jp/j/syokuiku/evidence/index.html（2019年7月16日アクセス）

41) 文部科学省．栄養教諭を中核としたこれからの学校の食育．
http://www.mext.go.jp/a_menu/sports/syokuiku/__icsFiles/afieldfile/2017/08/09/1385699_001.pdf（2018年12月29日にアクセス）

42) 日本健康教育学会栄養教育研究会編．学校における食育の評価 実践ワークブック ─評価を考えた食育計画の作成─．健学社．2016.

4章　多職種連携の場面・効果

成人歯科保健・口腔保健指導
〜日本歯科医師会「標準的な成人歯科健診プログラム（生活歯援プログラム）」の活用

深井穫博

■ 背景

　う蝕や歯周病に代表される口腔疾患は，生涯にわたり発病のリスクが伴います．これらの発症と重症化のプロセスは，疼痛や食生活のへの影響など個人のQOLの低下にとどまらず，生活習慣病（NCDs）や要介護状態・フレイルにも影響するというエビデンスが蓄積してきています[1,2]．一方，効果的な治療や予防法があるにも関わらずその有病率は今だに高く，医療経済的にも社会への影響が大きくなっています．そのため，発症予防としての1次予防と早期発見・早期処置という2次予防を公衆衛生的に一層取り組むことが必要です．

　現在，わが国の「過去1年間の歯科健診（検診）の受診」状況は52.9％となっていますが[3]，さらにこの受診率を高めることが求められています．この歯科健診の重要性は，健康日本21（第二次）で数値目標が示されているとともに，国が示す方針のなかでも歯科健診の重要性が指摘されるようになってきています[4]．また，保険者や個人の予防・健康インセンティブにも歯科健診が位置づけられています[5]．

　このような背景の中で，歯科健診には，個人の口腔疾患の発症や重症化のリスクを発見しそれに対処できる効果的な保健指導を多職種が協働して取り組めるプログラムが求められます．この課題は，歯科口腔保健の分野では古くから指摘されていました．このなかで2005年に日本歯科医師会から「今後の歯科健診のあり方検討会」報告書が公表されました[6]．その提言内容は，健診の目的を疾患の早期発見・早期処置から，疾患のリスクを早期に発見し，そのリスクに対応した措置を行うことへと転換することでした．その後2006〜2008年のモデル事業と検証作業を経て，日本歯科医師会では，2009年に標準的な成人歯科健診・保健指導プログラム（生活歯援プログラム）を開発し，現在までその普及が図られています（**表1**）[7-9]．

■ エビデンス

　この生活歯援プログラムは，GreenらのPRECEDE-PROCEEDモデル[10]に基づいて作られた質問紙を用い，行動目標の自己決定など行動科学の理論に基づいたプログラムになっています．開発までの経緯と効果の検証結果を以下に示します．

143

4章　多職種連携の場面・効果

表1　日本歯科医師会成人歯科健診・保健指導プログラムの作成の経緯

- 2005年1月：日本歯科医師会「今後の歯科健診の在り方検討会」報告書
- 2006年〜2008年度：生活習慣病対策口腔保健モデル事業（3か年，7都県対象）
- 2009年7月：日本歯科医師会標準的成人歯科健診プログラム・保健指導マニュアル（生活歯援プログラム）策定・公表
- 2010年度：「生活歯援プログラム」テスト（評価）事業（5都県対象）
  ・国都道府県歯科医師会全国ブロック別研修会（7か所）
- 2011年度（5か所）：日本歯科衛生士会ブロック別研修会
- 2012年度：生活歯援プログラム実施に向けた研修会（実務者向け）（活用の手引きおよび普及用パンフレット作成）
- 2013年度：生活歯援プログラムWeb版作成
- 2014年度：厚労省「歯科保健サービスの効果検証事業」等に生活歯援プログラム活用，生活歯援プログラムセルフチェック版公表

　2006年には，質問紙の短縮化と自覚症状と歯科医師による検診結果から妥当性の検討を行っています．4都県の各歯科医師会で行った計1,410名のデータから分析した結果，保健指導によって，受診者の歯科健診項目や質問紙で把握された自覚症状や保健行動に改善傾向が認められました．特に，行動目標の自己決定を取り入れた保健指導の効果が顕著でした．さらに，因子分析による質問項目の分類および465名（男性254名：平均年齢40.5歳，女性202名：平均年齢47.5歳）を対象にロジスティック回帰分析による質問項目とう蝕（未処置歯）および歯周病（CPI 3以上）との関連の検討，ROC曲線による感度・特異度の検討を行い，質問紙の短縮に向けた基礎資料を得ました．この結果を基に，短縮版質問紙（20項目）を試作し，次年度モデル事業で活用しています．

　2007年度に，4県432名の成人を対象に検証事業を行っています．効率的な保健指導のため，保健指導の類型化の基準を設定し，受診者本人がその状態が把握しやすいよう口腔内状態，保健行動，支援的環境等が一目でわかる結果表を考案しています[11]．要歯科治療者（未処置所有者またはCPI 3以上の者）の判定に関わる項目に関する検証も行われました．

　2008年度には，事業の実施における実際的な問題点の把握や，より効率的な実施に向けた改善点を把握し，成人歯科健診の完成度を高めることを目的として，3県および1企業の783名を対象にモデル事業を実施しています．歯科医師による視診型検診は行わず，質問紙によるアセスメントの有用性も確認されました．受診者の類型化に基づく効果的な保健指導を実施するための質問紙（20項目）が確定され，併せてこの20項目中9項目を用いた要医療者の判定も行える質問紙を用いた『標準的な成人歯科健診プログラム・保健指導マニュアル』が公表されました．その後も効果の検証が

行われています[12-14].

■ 実践

日本歯科医師会のWebサイトで提供されているプログラムには,
① プログラムPC版(プログラムを利用者のパソコンにダウンロードして入力,判定,集計する方法)
② プログラムWeb版(登録してWeb上で入力,判定,集計等を行う方法)
③ セルフチェック版(簡易版として携帯端末等から入力,判定のみ行う方法)
の3種があります.利用者の目的に併せて,利用することができます.

図1に本プログラムの流れを示しています.

1) ステップ1

まず,受診者は20問で構成される質問紙に回答します(**表2**).受診場所は,地域の保健センタ,職場等が考えられます.本プログラムでは,歯科医師による視診型の歯科検診は必須ではありませんが,併せて行うことが可能です.また細菌検査等の唾液検査や咀嚼機能検査を行う場合もあります.

2) ステップ2

受診者の保健指導の必要性と類型化および要精密検査の判定.保健指導に対するニーズの類型は,①知識提供型,②環境受け皿整備型,③相談カウンセリング型,④実技指導型の4パターンになります.

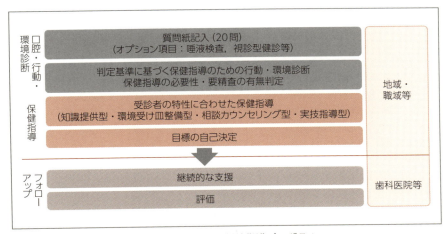

図1 日本歯科医師会 標準的成人歯科健診・保健指導プログラム

4章　多職種連携の場面・効果

表2　質問票（日本歯科医師会．標準的成人歯科健診・保健指導プログラム）

Q1　現在，ご自分の歯や口の状態で気になることはありますか　1. はい　2. いいえ
　　　Q1で「1. はい」と回答した方へ，該当する項目を全てご記入ください．Q1で「2. いいえ」の場合，
　　以下6項目は全てQ1で「2. いいえ」とする．
　　　1　噛み具合が気になる　　　　　　　　　　　　　　　　1. はい　2. いいえ
　　　2　外観が気になる　　　　　　　　　　　　　　　　　　1. はい　2. いいえ
　　　3　発話が気になる　　　　　　　　　　　　　　　　　　1. はい　2. いいえ
　　　4　口臭が気になる　　　　　　　　　　　　　　　　　　1. はい　2. いいえ
　　　5　痛みが気になる　　　　　　　　　　　　　　　　　　1. はい　2. いいえ
　　　6　その他（　　）　　　　　　　　　　　　　　　　　　1. はい　2. いいえ

Q2　ご自分の歯は何本ありますか　　　　　　　　　　　　　1. 19本以下　2. 20本以上
　　　かぶせた歯（金歯・銀歯），さし歯，根だけ残っている歯も本　歯の本数（　　）本
　　数に含めます
　　⇒本数も記入ください（　　）本

Q3　自分の歯または入れ歯で左右の奥歯をしっかりと噛みしめら　1. 左右両方噛める　2. 片方
　　れますか　　　　　　　　　　　　　　　　　　　　　　　3. 両方噛めない

Q4　歯をみがくと血がでますか　　　　　　　　　　　　　　1. いつも　2. 時々　3. いいえ

Q5　歯ぐきが腫れてブヨブヨしますか　　　　　　　　　　　1. いつも　2. 時々　3. いいえ

Q6　冷たいものや熱いものが歯にしみますか　　　　　　　　1. いつも　2. 時々　3. いいえ

Q7　かかりつけの歯科医院がありますか　　　　　　　　　　1. はい　2. いいえ

Q8　仕事が忙しかったり休めず，なかなか歯科医院に行けないこ　1. はい　2. いいえ
　　とがありますか

Q9　現在，次のいずれかの病気で治療を受けていますか　　　1. はい　2. いいえ
　　　Q9で「1. はい」と回答した方へ，該当する項目を全てご記入ください．Q9で「2. いいえ」の場合，
　　以下3項目は全てQ1で「2. いいえ」とする．
　　　1　糖尿病の治療を受けている　　　　　　　　　　　　1. はい　2. いいえ
　　　2　脳卒中の治療を受けている　　　　　　　　　　　　1. はい　2. いいえ
　　　3　心臓病の治療を受けている　　　　　　　　　　　　1. はい　2. いいえ

Q10　家族や周囲の人々は，日頃歯の健康に関心がありますか　1. はい　2. どちらともいえない
　　　　　　　　　　　　　　　　　　　　　　　　　　　　3. いいえ

Q11　自分の歯に自信があったり，人からほめられたことがありますか　1. はい　2. どちらともいえない
　　　　　　　　　　　　　　　　　　　　　　　　　　　　3. いいえ

Q12　普段，職場や外出先でも歯を磨きますか　　　　　　　1. 毎回　2. 時々　3. いいえ

Q13　間食（甘い食べ物や飲み物）をしますか　　　　　　　1. 毎日　2. 時々　3. いいえ

Q14　たばこを吸っていますか　　　　　　　　　　　　　　1. はい　2. いいえ

Q15　夜，寝る前に歯をみがきますか　　　　　　　　　　　1. 毎日　2. 時々　3. いいえ

Q16　フッ素入り歯磨剤（歯磨き粉）を使っていますか　　　1. はい　2. いいえ　3. わからない

Q17　歯間ブラシまたはフロスを使っていますか　　　　　　1. 毎日　2. 時々　3. いいえ

Q18　ゆっくりよく噛んで食事をしますか　　　　　　　　　1. 毎日　2. 時々　3. いいえ

Q19　歯科医院等で歯磨き指導を受けたことはありますか　　1. はい　2. いいえ

Q20　年に1回以上は歯科医院で定期健診を受けていますか　1. はい　2. いいえ

成人歯科保健・口腔保健指導

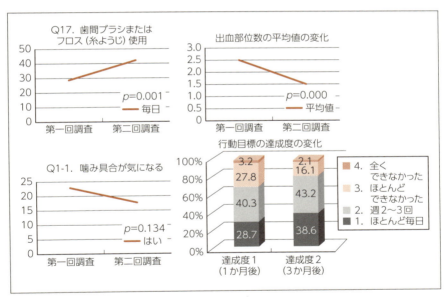

図2 個人の特性に合わせた保健指導のためのアセスメント[6]

図3 成人歯科健診・保健指導プログラムの効果[15]
（3か月後の評価）

3）ステップ3

　専門職がその判定結果を受診者に示し，受診者が保健行動目標を自己決定します（**図2**）．

4）ステップ4

　3か月目以降はその結果に基づき歯科医院等で継続的な支援と評価を行います．また，上記の提供プログラム①および②を用いた場合には，その受診した集団全体の集計結果も自動的に示されます．**図3**は効果評価の一例です[15]．

　本プログラムは，歯科に関わる課題に対して標準的なプログラムを用いて効果的な保健指導を行うことです．歯科医師，歯科衛生士という歯科専門職に限らず，保健師，管理栄養士等が用いることによって，歯科に関わる保健指導の多職種連携に活かすことができます．

文献

1）深井穫博，ほか編．健康長寿社会に寄与する歯科医療・口腔保健のエビデンス 2015．日本歯科医師会，2015．
2）竹内研時，佐藤遊洋，須磨紫乃，ほか．口腔の健康状態および歯科保健サービスの受給状況と歯科医療費や医療費との関連．口腔衛生会誌．2017；67：160-171．
3）厚生労働省．平成28年国民健康・栄養調査結果，2017年9月21日．
4）内閣府．経済財政運営と改革の基本方針2017―人材への投資を通じた生産性向上（2017年6月9日閣議決定）．
5）厚生労働省保険局．保険者の予防健康づくり，保険者インセンティブ（2018〜2023年度），2018年7月
　 https://www.mhlw.go.jp/content/000340034.pdf
6）日本歯科医師会．標準的な成人歯科健診プログラム・保健指導マニュアル–資料編 今後の歯科健診のあり方検討会報告書．2005年1月．
　 https://www.jda.or.jp/program/siryoall.pdf（2019年5月20日アクセス）
7）日本歯科医師会．標準的成人歯科健診プログラム・保健指導マニュアル．
　 https://www.jda.or.jp/program/（2019年5月20日アクセス）
8）深井穫博．標準的成人歯科健診・保健指導プログラムとその効果．社会保険旬報．2013；2518：28-31．
9）厚生労働省「保険者に対する歯科口腔保健の取組における普及啓発事業実行委員会」．保険者における歯科口腔保健の取組事例平成 27年度 厚生労働省委託事業 保険者における歯や口の健康づくりセミナー資料．
　 https://www.mhlw.go.jp/file/06-Seisakujouhou-12400000-Hokenkyoku/0000125364.pdf
10）Green LW, Kreuter MW. Health Promotion Plsnning：An Educational and Environmental Approach. second ed. Mountain View：Mayfield Publishing Company, 1991.
11）深井穫博．歯科健診のおける保健指導の4つの類型化．ヘルスサイエンス・ヘルスケア．2005；5（1）：59-64．
12）岩本彩，石川裕子，八木 稔ほか．リスク発見・保健指導重視型の成人歯科健診プログラムにおける口腔保健行動の変化口腔衛生会誌．2012；62：33-40．
13）石川裕子，安藤雄一，八木 稔ほか．リスク発見・保健指導重視型の成人歯科健診プログラムの保健指導における行動目標の達成度．口腔衛生会誌．2012；62：462-471．
14）Nomura Y, Tomoaki M, Fukai K, et al. Precede-Proceed model based questionnaire and saliva tests for oral health checkup in adults. Journal of Oral Science 2019, Vol.61（in press）
15）埼玉県歯科医師会．モデル事業報告書26ヶ所の歯科診療所および本事業の主旨に賛同した患者（地域住民）20代から60代の男女289名の3か月間フォローアップ．2010年3月．

栄養と口腔を理解する用語集：栄養編

Glossary

栄養アセスメント

食物摂取状況や，栄養素摂取状況によってもたらされる体の栄養状態に関する判定のこと．判定には食物摂取状況調査，身体状況調査，生化学的検査，臨床医学的検査等を用いる．食物摂取状況調査では，食品群別摂取量や栄養素摂取量，エネルギー産生栄養素バランス等がある．

栄養士

都道府県知事の免許を受けて，栄養士の名称を用いて栄養の指導に従事することを業とする者のこと．

栄養摂取量

ヒトが摂取する食物に含まれる各栄養素の量のこと．栄養素摂取量ともいう．

栄養素

生命を維持するために必要な物質のこと．栄養素は，エネルギーを産生する炭水化物，脂質，たんぱく質とエネルギーを産生しないビタミン，ミネラル（無機質）に分類される．

栄養バランス

ヒトが摂取する食物に含まれる栄養素のバランスのこと．

栄養表示基準

健康増進法第31条1項に基づく厚生労働省の告示（最終改正平成25年9月）として出されたもので，生鮮食品以外の食品と鶏卵に栄養表示をしようとする際の基準である．

対象となる栄養成分は，たんぱく質，脂質，炭水化物，亜鉛，カリウム，カルシウム，クロム，セレン，鉄，銅，ナトリウム，マグネシウム，マンガン，ヨウ素およびリン，ナイアシン，パントテン酸，ビオチン，ビタミンA，ビタミンB_1，ビタミンB_2，ビタミンB_6，ビタミンB_{12}，ビタミンC，ビタミンD，ビタミンE，ビタミンKおよび葉酸である．表示事項，表示の方法等が定められている．現在は，食品表示基準（平成27年内閣府令第10号）により定められている．

食品表示基準

食品衛生法，JAS法および健康増進法の食品の表示に関する規定を統合した食品の表示に関する包括的かつ一元的な制度として創設された食品表示法（2013年）のもとに食品表示基準が定められた．食品表示基準は，食品を摂取する際の安全性の確保と消費者の自主的かつ合理的な食品選択の機会の確保することを目的に，栄養表示の義務化等が定められたものである．

エネルギー摂取量

エネルギーを産生する栄養素であるたんぱく質，脂質，炭水化物から摂取され

るエネルギー量のこと.

嚥下食ピラミッド

2004年に開催された第10回日本摂食・嚥下リハビリテーション学会学術大会の教育講演で発表された,食べ物を飲み込みの難易度別に6段階に分類した図のこと.

簡易栄養状態評価表 Mini Nutritional Assessment Short Form (MNA-SF)

MNAの簡易版である.65歳以上の高齢者を対象にした栄養状態を評価するスクリーニングのこと.「食事摂取量の減少」,「体重減少」,「精神的ストレス・急性疾患の有無」,「BMI(体格)」,「自立して歩けるか」,「神経・精神的問題(認知症の有無)」の6項目の質問票で把握して得点化して評価する.BMIを測定できない場合は,ふくらはぎの周囲長を測定する.

管理栄養士

厚生労働大臣の免許を受けて,管理栄養士の名称を用いて,栄養の指導ならびに栄養改善上必要な指導を行うことを業とする者のこと.傷病者や個人の身体の状況,栄養状態等に応じた高度の専門的知識および技術を要する健康の保持増進のための栄養の指導と,特定多数人に対して継続的に食事を提供する施設における身体の状況,栄養状態,利用者の状況等に応じた特別の配慮を必要とする給食管理や栄養改善上必要な指導を業務とするものである.

基礎代謝量

生きるのに必要な最小のエネルギー量のこと.仰向けで横になった状態で安静にしているときに消費されるエネルギー量のこと.

機能性表示食品

安全性や有効性等を考慮して設定した食品成分の機能を表示している保健機能食品の1つ.疾病に罹患していない者に対し,健康の維持・増進が期待できる旨を科学的根拠に基づいて表示できる食品のことである.書類を消費者庁に届け出ることにより申請して認可されれば製品を販売できる.

経腸栄養剤

栄養状態の改善・維持を目的に,チューブを消化管に留置し,注入する栄養剤のこと.天然濃厚流動食,半消化態栄養剤,消化態栄養剤,成分栄養剤等に分類される.

国民健康・栄養調査

国民の健康増進のための必要な情報を得ることを目的に厚生労働省が毎年実施する調査のこと.調査内容は身体状況,栄養摂取状況,生活習慣である.

主食,主菜,副菜

主食とは,米,パン,麺類等を主材料とする料理で,炭水化物エネルギーの供給源となる.主菜とは,肉や魚・大豆製品・卵を主材料とする料理で,たんぱく

質の供給源となる．副菜とは，野菜・海藻・きのこ・いも類を主材料とする料理で，ビタミンやミネラル・食物繊維の供給源となる．主食・主菜・副菜の揃った食事は，揃っていない食事に比べ，栄養バランスが良い．

食育推進計画

全国の都道府県等の自治体が地域の特性を活かした食育を推進するための計画のこと．各自治体では，食育推進計画のもと，地域全体で食育に関する取り組みを行っている．この食育推進計画は，食育基本法において，都道府県等の自治体に対して，食育推進計画を作成するよう努めることを求めているものである．国が食育推進に関する施策を定めたものは，食育推進基本計画という．

食形態

高齢者のそれぞれの体調や食べる能力に応じて食べられるよう，食品の大きさ，硬さ，付着性，凝集性を調整したもの．常食（普通食），やわらか食，ソフト食，きざみ食，ミキサー食，ペースト食等がある．

食事摂取基準

健康増進法に基づき，健康な個人または集団を対象として，国民の健康の保持・増進，生活習慣病の予防を目的として，望ましいエネルギーおよび各栄養素の摂取量の基準を示したもの．

食事調査

摂取した栄養素量や食品群別の摂取量，料理の種類等を把握するために行う調査のこと．食事調査の方法は調査法や目的によって，食事記録法，陰膳法，24時間思い出し法，食物摂取頻度法，食事歴法などに分けられる．

食事バランスガイド

食生活指針を具体的な行動に結びつけるものとして，厚生労働省と農林水産省が策定したフードガイドである．何をどれだけ食べたらよいかを料理で示されている点が特徴である．

食生活指針

2000年に，当時の文部省，厚生省および農林水産省が連携して「食生活指針」を策定した．食生活をめぐる諸問題の解決に向けて，国民1人ひとりが健全な食生活の実践を図ることのできるよう，食生活改善の望ましい方向や具体的な食生活目標を示したものである．

食の多様性＝食品摂取の多様性

食の多様性とは，毎日摂取する食品の種類の多さのこと．食の多様性を計る尺度は，肉類，魚介類，卵類，牛乳，大豆製品，緑黄色野菜，海藻類，果物，いも類，油脂類の10食品群について，1週間の食品摂取頻度で把握するもの[1]．

食品群

含まれている栄養素の特徴によって食

品をいくつかの群に分類したもの．各食品群の食品を組み合わせて食べることにより，バランス良く栄養を摂りやすくなる．代表的な食品群には，「3色食品群」，「6つの基礎食品」，「4つの食品群」，「食品成分表に掲載されている18食品群」がある．

食品成分表 (日本食品標準成分表)

国民が日常摂取している食品の成分のデータを収載したもの．日本食品標準成分表2015年版（七訂）では，食品数2,191，成分項目数52が収載されている．食品の成分値は，食品の標準的な成分値を1食品1標準成分値を原則として，可食部100 g当たりの数値で示されている．成分項目は，廃棄率，エネルギー，水分，たんぱく質，脂質，トリアシルグリセロール当量，脂肪酸，コレステロール，炭水化物，利用可能炭水化物（単糖当量），食物繊維，灰分，無機質，ビタミン，食塩相当量等である．

推定エネルギー必要量

適正な摂取エネルギーより少なければ体重が減少する確率が増加し，多ければ体重が増加する確率が高くなる．この2つのリスクが最も少なくなるエネルギー摂取量のこと．

体脂肪率

体重に占める脂肪の割合のこと．脂肪とは，皮下脂肪と内臓脂肪のことである．

体組成

身体を構成する脂肪，組織，骨，細胞内液，細胞外液のこと．

特定保健用食品

安全性や有効性等を考慮して設定した食品成分の機能を表示している保健機能食品の1つで，体の生理学的機能などに影響を与える関与成分を含み，その摂取により，特定の保健の目的が期待できる食品のことである．特定保健用食品として食品を販売するには，その表示について消費者庁長官の許可を受けなければならない．表示の許可に当たっては，食品ごとに有効性や安全性について国の審査を受ける必要がある．

日本人の栄養所要量

『日本人の栄養所要量』は，健康な人を対象に国民の健康の維持・増進，生活習慣病の予防のために標準となるエネルギーおよび各栄養素の摂取量を示すものとされる．1970年度から2004年度まで用いられた．2005年度より，『日本人の食事摂取基準』に改訂された．

EAT-10 (摂食スクリーニング質問票)

摂食嚥下障害スクリーニング質問票のこと．飲み込みに関する質問10項目からなる質問票である[2]．摂食嚥下障害スクリーニングには，水飲みテスト，食物テスト，反復唾液嚥下テストといったスクリーニングテストもある．

GI（グリセミックインデックス）＝血糖上昇指数

炭水化物が消化されてグルコースに変化する速さを相対的に表す数値のこと．炭水化物50gを含む食品を摂取したときの血糖値上昇の度合いを，グルコースを100とした場合の相対値で表す．

NST（Nutrition Support Team）

栄養障害の状態にある患者や栄養障害の予防のための栄養管理が必要な患者に対して，患者の生活の質，病気の治癒促進や合併症予防等を目指す，病院内の多職種からなる医療チームのこと．

PFCエネルギー比

エネルギーを産生する栄養素のバランスはPFC比率によって表される．これは，摂取エネルギーに占めるたんぱく質（P），脂質（F），炭水化物（C）から摂取するエネルギーの割合のことである．「日本人の食事摂取基準2015」のPFC比率の目標量の範囲は，たんぱく質13〜20％，脂質20〜30％，炭水化物50〜65％である．

SGA（Subjective Global Assessment：主観的包括的アセスメント）

栄養スクリーニングにおいて，栄養状態を主観的に評価する方法のこと．血液検査などのデータを用いず，身体計測や問診だけで行う．

文献

1) 熊谷 修，渡辺修一郎，柴田 博ほか．地域在宅高齢者における食品摂取の多様性と高次生活機能低下の関連．日本公衛誌．2003；50（11）：1171.
2) 渡邉光子，沖田啓子，佐藤新介ほか．嚥下スクリーニング質問紙EAT-10暫定版の有用性の検討．日摂食嚥下リハ会誌．2014；18（1）：30-36.
3) 若林秀隆，栢下淳．摂食嚥下障害スクリーニング質問紙票EAT-10の日本語版作成と信頼性・妥当性の検証．静脈経腸栄養．2014；29（3）：871-876.
4) 開 登志晃，田村聡子．リハビリテーションにおける栄養管理の効果判定．静脈経腸栄養．2011；26（6）：1359-1364.

全体として，以下の文献を参照した．
・女子栄養大学管理栄養士国家試験対策委員会．管理栄養士国家試験受験必修キーワード集第9版．女子栄養大学出版，2018.

（中西明美）

栄養と口腔を理解する用語集：歯科編

Glossary

歯数（現在歯数，残存歯数）

　乳歯は生後6か月で生えはじめ3歳ごろ生え揃う．乳歯の総数は10歯．永久歯は6歳ごろ生えはじめ，12歳ごろ生えそろう．その総数は28歯である．智歯（親知らず歯）が生えている人は最大で32歯となる．通常，歯数はその人の永久歯の数をさし，集団で比較する場合には一人平均歯数で表す．歯数は現在歯数あるいは残存歯数と表現することがある．

喪失歯数

　歯の喪失の主な原因はう蝕と歯周病が進行した結果である．それ以外に歯の外傷等で歯を喪失することがある．智歯は，ある人とない人がいるので，無歯顎（歯が1歯もない）場合の喪失歯数の合計は28歯とする．

オーラルフレイル[1,2]

　オーラルフレイルは，わずかなむせや食べこぼし滑舌の低下といった口腔機能が低下した状態を示すものであり，国民の啓発に用いる用語（キャッチフレーズ）．それに対して口腔機能低下症は検査結果に基づく疾患名である（上田貴之ほか．2018）．オーラルフレイルと口腔機能低下症は重複している症状が多く明確に区別することはできない．また，オーラルフレイルが必ずしもそのまま口腔機能低下症に移行するわけではない．しかしながら口腔機能の低下は，高齢者の食欲低下および低栄養等フレイルに関連するのでオーラルフレイルの啓発はフレイル予防の観点から重要である．国民がオーラルフレイルであると感じたら歯科を受診し，口腔機能低下症の検査を受けることが一般的になることが望ましい．

　日本人の高齢者を対象として追跡調査で，①半年前に比べてかたいものが噛みにくくなった，②お茶や汁物でむせることがある，③現在歯数20歯未満，④滑舌低下，⑤噛む力が弱い，⑥舌の力が弱い，の6項目中3項目以上該当した場合をオーラルフレイルと定義した場合，オーラルフレイルと判定された者はそうでない者に比べて，身体的フレイルが有意に進み，生命予後も不良であったと報告されている（Tanaka et al. J Gerontol A Biol Sci Med Sci.2018）．

噛ミング30[3]

　「歯科保健と食育の在り方に関する検討会」の報告書「歯・口の健康と食育～噛ミング30（カミングサンマル）」（厚生労働省，2009年7月）が提唱した食を通して健康寿命を延伸するために，その基盤となる小児期から高齢期に至るまで食べる器官である口腔の健康と関連させて健康づくりの視点からの「食育」を推進していくことの重要性を示したものである．このような食育を推進する一助として，一口30回以上かむことを目標として，噛ミング30が提唱されている．

口腔機能低下症[1]

口腔機能低下症とは，加齢だけでなく疾患や障害など様々な要因によって，口腔の機能が複合的に低下している疾患．放置しておくと咀嚼障害，摂食嚥下障害となって全身的な健康を損なう．

日本老年歯科医学会が示している診断基準は，①口腔衛生状態不良（舌苔付着度で評価），②口腔乾燥（口腔水分計またはサクソンテストによって評価），②咬合力低下（感圧フィルムによる咬合力測定または現在歯数によって評価），④舌口唇運動機能低下（オーラルディアドコキネシス評価），⑤低舌圧（舌圧計による評価），⑥咀嚼機能低下（グミゼリーを用いたグルコース溶出量測定または咀嚼能率測定法によって評価），⑦嚥下機能低下（EAT-10または聖隷式嚥下質問紙によって評価）の7項目中3項目以上の該当を診断基準としている．

高齢者においては，う蝕，歯周病，義歯不適合などの口腔の要因に加えて，加齢や全身疾患によっても口腔機能が低下しやすく，低栄養や廃用，薬剤の副作用等によっても修飾されて複雑な病態を呈することが多い．そのため，個々の高齢者の生活環境や全身状態を見据えて口腔機能を適切に管理する必要がある．

口腔清掃状態（歯垢，デンタルプラーク，バイオフィルム）

う蝕や歯周病に代表される歯科疾患は，いずれも口腔細菌叢のなかのある種の細菌が異常に増殖することによって歯の周囲に歯垢（デンタル・プラーク，バイオフィルム）が形成され，これが原因となって発生する．この歯垢の形成能の最も高い基質は，砂糖（ショ糖）であり，食べている限り，生涯，歯科疾患発病のリスクは伴い，特に唾液分泌量の低下や口腔清掃状態の悪化はそのリスクをさらに増大する．この歯科疾患の予防は，歯の喪失の防止に直結する．そして口腔清掃状態の改善は，歯科疾患の予防だけでなく，要介護者に対する誤嚥性肺炎を予防することが明らかなっている（Yoneyama T, et al. 1999）．

口腔清掃状態の評価法には，質問紙法あるいはインタビューによって，口腔清掃行動を評価する方法と口腔内を診査するものがある．後者の代表的な指数にOHI（oral hygiene index, Greene JC and Vermillion JR, 1960）およびこれを簡便化したOHI-S（simplified oral hygiene index, Greene JC and Vermillion JR, 1964）がある．これらは，Debris index（歯垢）とCalculus index（歯石）の合計点で表される．口腔を上下顎，前歯部左右臼歯部で6区分し，DI,CIいずれも0〜3点で評価する．OHIは，各区分の唇頬側および舌側の最高値の合計点の総和を検査した区分数で除した数値であり，最低0点から最高値12点である．OHI-Sは，上顎右側中切歯，左右第一大臼歯，下顎左側中切歯の唇面および下顎左右第一大臼歯舌面の6歯面を診査する．OHI-SのScoreは，0〜6点である．

咬合，咀嚼（咀嚼機能）

咀嚼とは，食物を噛み砕き，唾液と混和し嚥下できるような食塊（bolus）を作ること．1日の食事で約700〜1,000回咀嚼しており，1日で約1,050秒咬合している．このうち食事での咀嚼では咬合時間は540秒，咀嚼以外の唾液嚥下や精神的緊張などによる咬合では約510秒であった（中村修一，2012）．食品を自然に咀嚼した時の嚥下までの咀嚼回数または咀嚼時間を嚥下域という．嚥下域は食品の量および質によって異なる．

咬合（occlusion）とは噛み合わせのことであるが，これには歯と歯が噛みあった状態（静的咬合）と食塊を噛みこんでいる状態（動的咬合）がある．

咬合力とは噛み合わせ状態で噛んだ時の圧力であるが，通常は最大の力で噛んだ時の圧力（最大咬合力）を指し，咀嚼力とは普通の摂食状態における食塊を噛みこんだときに圧力をさす．歯別咬合力は大臼歯で60〜70kg，前歯で15〜20kgである（中村修一，2012）．

咀嚼能力の評価法には，(1) 直接的検査法と (2) 間接的検査法がある．直接的検査法には，①客観的検査法として，咀嚼資料の粉砕粒子の分布状態で評価，内容物の溶出量で評価，穿孔状態で評価する方法などがある．②主観的検査法には，山本式総義歯咀嚼能率判定表，その他の食品の摂取可能度から判定する咀嚼スコアによる評価などがある．(2) 間接的検査法には，①客観的検査法に，咀嚼時の下顎運動，筋活動，咬合接触状態，咬合力，舌口唇運動機能，舌圧等による評価がある．②主観的検査法に，咀嚼満足度，口腔関連QOLなどによる評価法がある（花田信弘他，2018）．

フッ化物応用

う蝕（むし歯）の予防法は，①宿主・歯質対策（フッ化物応用，シーラント），②食事性基質対策（甘味摂取量・頻度のコントロール），③微生物対策（歯口清掃）に分類される．このなかで，歯口清掃単独でのう蝕予防効果は低い．それに対して，フッ化物応用は，科学的根拠に基づく口腔保健対策として世界的に普及している方法であり，WHO Global Oral Health Programme（2003）でも最も優先順位の高い施策目標に位置づけられている．先進国を中心に，フッ化物の全身的応用と局所的応用が普及した結果，小児う蝕の激減をもたらしている．その効果は，小児う蝕に限らず，成人の歯根面う蝕にも予防効果が認められている．

歴史的には，エナメル質の形成不全のひとつである「歯のフッ素症（dental fluorosis）」の原因を追究するために行われた1940年代までのアメリカでの広範な疫学調査の結果から，飲料水中のフッ化物によるう蝕抑制効果が確認された．その後，1945年にはアメリカ・ミシガン州グランドラピッズ市で，水道水フッ化物添加事業（水道水フロリデーション：water fluoridation）が開始されて以来，現在では約27か国3億9千万人の人々を対象に実施されている．調整されるフッ化

物濃度は，その地域の気候を背景にした飲料水摂取量によって異なるが，概ね1ppmに調整される．これ以外の全身的応用法には，食塩への添加（salt fluoridation）と錠剤の処方がある．一方，局所応用法には，フッ化物歯面塗布法（fluoride topical application，年2〜4回），フッ化物洗口法（fluoride mouth rinses，週1回法または毎日法），フッ化物配合歯磨剤（fluoride tooth pastes）という方法があり，これらのう蝕予防効果は20〜50％である．このうちフッ化物配合歯磨剤は，その利用の簡便性から世界的に最も普及した方法である．一方，フッ化物洗口法は，費用対効果の点で優れた方法であり，学校保健プログラムの一環として行うことでその継続性も確保されるので，局所応用法のなかでは，最も高いう蝕予防効果が報告されている．

8020（ハチマル・ニイマル）運動

1989年（平成元年）から厚生省（当時）と日本歯科医師会が推進している「80歳になっても20歯以上自分の歯を保とう」という運動．歯数が約20歯あれば食品の咀嚼が容易であるとされているので，高齢者の食に関するQOLの維持を目標として始まった．現在では，歯数の保持はNCDs（生活習慣病）およびフレイル予防に有効であることが多くの疫学研究で明らかになってきている．健康日本21（第二次）でも目標値が設定されている．この運動開始時には，8020達成者の割合は約7％であったのに対して，現在で

は51.2％まで改善してきた（厚生労働省歯科疾患実態調査，2011年）．

CPI（Community Periodontal Index, 歯周病評価指標）

歯周病（periodontal disease）は，400種以上の口腔内常在菌のなかの約10種類の特異な歯周病細菌による感染症であると共に，口腔清掃，喫煙，ストレスなどに関連する生活習慣病としても定義されている．歯肉部の炎症に限局する歯肉炎（gingivitis）と歯槽骨に炎症が進展した歯周炎（periodontitis）に分類される．全ての歯肉炎が必ずしも歯周炎には進行せず，ある進行リスクが生じた部位に急激に骨の吸収が起こり，歯周病変が進行すると考えられている．この部位特異性に関するエビデンスが報告されるにつれて，1940〜1960年代にかけて提唱された歯周病の進行度をスコア化してその1歯当たりの平均値で表した歯周病の指標（PMA index, Periodontal Index等）を改善するために，1977年にWHOによってCPITN（community periodontal index of treatment needs）が提案された．1997年に出版された『WHO口腔診査法第4版』からは，CPI（community periodontal index）と表記されるようになった．

診査法は，WHO型プローブを用い，歯周部位のプロービングによって行う．正常な場合をコード0，出血が見られる場合をコード1，歯石の存在する場合をコード2，4〜5mmの歯周ポケットが存在する場合をコード3，6mm以上のポ

ケットが存在する場合をコード4とする．このコードは，0～4のスコアを平均して使用するものではない．

全ての歯の診査を行い，上下顎，前歯・臼歯部の6ブロック（セクスタント）に分け，各セクスタントで最も高い数値の歯のコードを選ぶ方法と，前歯部は上顎右側中切歯，下顎左側中切歯を診査し，臼歯部は，第一・第二大臼歯を診査し，各最大コードを選ぶ方法がある．

1995年からWHOのGlobal Oral Data Bankに100カ国以上の35～44歳の住民のCPIが公開されている．

DMFT (DMF, Decayed, Missed, Filled)

1938年にKlein Hらによって開発されたう蝕（むし歯）（dental caries）を評価する指標である．う蝕に罹患すると自然治癒が期待できないために，経験歯数として表すべきだとして，未処置歯，処置歯，喪失歯の合計をDMFと表記された．この指標は地域や集団におけるう蝕状況を表す指標として広く用いられている．大文字のDMFは永久歯のう蝕を表すのに対して，小文字のdmf（def）は乳歯う蝕を示している．

D（d）　：Decayedの略で，保存可能な未処置歯

M（m）：Missing because of cariesの略で，う蝕が原因の抜去歯

F（f）　：Filledの略で，う蝕が原因で修復した歯

e　　　：乳歯の未処置歯の要抜去歯

乳歯は，う蝕の有無に関係なく生理的に脱落するので，永久歯のMに相当する歯の計上は困難であるとからdefを使用する．ただし，永久歯の萌出が始まる以前の年齢ではdmf方式の使用は可能である．

DMF方式を用いた集団におけるう蝕状況を示す指数には下記のものがある．

DMF者率＝DMFのいずれか1歯を有する者の数/被験者数×100（％）

DMFT指数（一人平均DMF歯数）＝被験者のDMF歯数の合計/被験者数

DMFS指数（一人平均DMF歯面数）＝被験者のDMF歯面数の合計/被験者数

DMF歯率＝被験歯のDMF歯数の合計/被験歯数（D＋M＋F＋健全歯）×100（％）

WHOのGlobal Oral Data Bankに100カ国以上の12歳児のDMFT指数（DMFT index）が公開されている．

文献

1) 日本老年歯科医学会
http://www.gerodontology.jp/committee/001190.shtml
2) 日本歯科医師会
http://www.jda.or.jp/pdf/oral_flail_leaflet_web.pdf
3) 厚生労働省
https://www.mhlw.go.jp/shingi/2009/07/s0713-10.html

（深井穫博）

まとめ

　食べることは，基本的な人権にかかわることです．QOLと生命の維持に直結するためです．1966年に国連が"飢餓からの解放（free from hunger）"を基本的人権としていますが，栄養に関する課題は，SDGs（目標2）にも位置づけられ国際社会の関心も高い領域です．この食べるということは，飢餓の問題にとどまりません．栄養不良（malnutrition）には低栄養と過栄養の問題があり，これらが二重負荷（double burden）として世界の栄養問題のターゲットになっています．

　低栄養は，成長発育の段階で深刻な健康被害をもたらすことはもちろん，高齢社会においてフレイルを引き起こす要因となるものです．また過栄養は，肥満をはじめとするNCDs（非感染性疾患）の代表的なリスクファクターであり，このNCDsの予防は，高所得国はもとより，低中所得国においても深刻な健康課題です．

　一方，世界疾病負担研究（global burden of diseases）の結果からみても，う蝕，歯周病，歯の喪失をはじめとする口腔疾患は，最上位の疾患に位置づけられ，世界の健康課題としてその関心が高まっています．例えば，無症状の永久歯う蝕有病者数は世界中で20～40億人と推計されています（Lancet 2015）．これらの口腔疾患がもたらす疼痛は，毎日の食生活を直接阻害することにとどまりません．本書でも示したように，口腔疾患が蓄積し重症化した結果である歯の喪失は，摂取される食品群や栄養素に影響することが明らかになってきています．加えて，口腔保健がNCDsおよびフレイル予防に関連するというエビデンスが蓄積し，寿命にも関連することがわかってきています．このような意味から，口腔保健もまた基本的人権にかかわる問題です．

　わが国の健康課題に目を向けても，健康寿命の延伸のためにNCDsとフレイル予防は大きな政策目標となっています．そしてその取組みが高齢社会のフロントランナーの国として，また国民皆保険制度がスタートして約60年が経過しUHCを達成している国として世界から注目されています．限られた財源および人的資源の中で，これらの取組みを成就するには，マルチセクター・マルチアクターの連携が欠かせません．

　本書は，食べることに最も関連の深い口腔保健と栄養という二つの分野が連携し，お互いがその効果を高め，健康という共通の目標に向かって進んで行くことを意図して企画され，出版までたどりつくことができました．この両専門分野には，卒前教育，制度的な面，何よりもお互いが協働する場の観点からみてもまだ多くの課題が残されています．分担執筆をしていただいた諸氏の協力によって，現在の両者を結ぶエビデンスと実践例を概観し，その最前線の取組みを示したつもりです．本書を通して，両分野の連携が一層進み，人々の健康に寄与することを願っています．

深井穫博

索 引

Index

あ 行

アルツハイマー型認知症　126
胃瘻　117
飲酒　61
インセンティブ　115
運動　61
運動器機能向上　24
栄養　61
栄養アセスメント　120
栄養改善　24
栄養教諭　133, 137
栄養障害　54
栄養障害の二重負荷　12, 26, 29
栄養状態　10
栄養素摂取量　65
栄養素等摂取量　34
栄養バランス　138
エネルギー源栄養素　33
嚥下機能低下　73
嚥下サポートチーム　119
嚥下造影　88, 120
嚥下調整食学会分類2013　44
嚥下内視鏡検査　88, 120
えん下困難者用食品　44
オーラルフレイル　55, 70, 71
オーラルフレイル概念図　72

か 行

介護予防　70
介護予防地域支援事業　24
介入研究　61
過体重　26
学校給食　133
学校給食法　137
簡易栄養状態評価表　33
観察研究　61
がん施策　19
管理栄養士　65, 106
義歯の適合　60
喫煙　61
機能的能力（functional ability）　23
共食　138
口から食べる　49
経口維持加算　120
経済財政運営と改革の基本方針2018　12
経腸栄養　116
経腸栄養症例　117

欠損補綴治療　64, 65
減塩　138
健康寿命　14
健康寿命の延伸のための健康政策　iv
「健康な食事・食環境」コンソーシアム　13
健康な食事・食環境（スマートミール）認証制度　29
「健康な食事・食環境」認証制度　13
健康な食事の推進　13
健康日本21（第二次）　iii, 10, 12, 38
後期高齢者歯科健診　71
口腔衛生状態不良　73
口腔乾燥　73
口腔機能向上　24
口腔機能向上サービス　70
口腔機能低下症　55, 70, 73
口腔機能の低下　52
口腔機能の評価　40
口腔保健行動目標　6
咬合支持　60
咬合力低下　73
行動・心理症状　79, 126
高齢者フレイル施策　19
国民健康・栄養調査　34, 54, 101
コモンリスクファクター　7
今後の歯科健診のあり方検討会　143

さ 行

サルコペニア　6, 69, 83
歯科医師と管理栄養士が一緒に仕事をするために　64
「歯科」からのメタボ対策　64, 97
歯科口腔保健法　17
歯科疾患実態調査　64
歯科診療所における保健指導　107
歯科補綴　111
歯周病　52
歯周病検診受診者　96
歯周病由来菌血症と慢性炎症　109
持続可能な開発目標　iii, 2, 9, 27
社会参加の促進　12
主食・主菜・副菜　29
食育基本計画　12
食育基本法　137
食塩摂取量　27
食環境　10
食形態　44, 46
食行動　10, 38

161

食後血糖値の上昇度を示す指標　76
食事観察　120
食事摂取基準　27
食事の多様性　58
食事の楽しみ　77
食事バランスガイド　65
食多様性スコア（FDSK-11）　58
食品群摂取量　34
食品摂取の多様性得点　35
食品摂取の多様性得点（DVS）　58
食品摂取頻度　35
食品摂取量　65
食品ロス　138
食物摂取　10
食物のテクスチャー　44
食塊形成　44
心身機能の加齢変化　22
身体活動の推進　12
身体的，精神的な内在的能力（intrinsic ability）
　23
スマートミール　13
スマート・ライフ・プロジェクト　29
スマイルケア食　44
生活習慣病　14, 26, 38
舌口唇運動機能低下　73
摂食嚥下障害　83, 84
摂食嚥下障害のスクリーニング評価　88
摂食嚥下障害の判定基準　85
全部床義歯装着者　65
総摂取エネルギー量　76
速食い　75
速食い是正　101
速食いと肥満　101
速食いの是正　41
咀嚼機能　111
咀嚼機能低下　73
咀嚼機能と栄養　109
咀嚼機能の低下　39
咀嚼支援マニュアル　99, 102
咀嚼指導　42
咀嚼能力　64, 75

た 行

第3期の特定健診・特定保健指導の標準的な質
　問票　40
第3次食育推進基本計画　12, 137
多職種経口摂取支援チームマニュアル　125
食べる機能を考慮した食事の基準　44
地域高齢者等の健康支援を推進する配食事業の
　栄養管理に関するガイドライン　12
地域包括ケアシステム　14

地中海食　79, 80
中心静脈栄養　117
朝食を欠食　138
調理　44
低栄養　32, 33, 52, 83
低栄養の判定基準　85
低栄養のリスク　83
低栄養予防　12
低舌圧　73
低体重　26
テイラーメイド　92
適正体重の維持　138
テクスチャー　47
糖尿病施策　19
特定給食施設　11
特定健康診査・特定保健指導　106
特定保健指導　96
特定保健指導の対象となる条件　108
特別支援学校　132, 135
閉じこもり予防　12

な 行

二重責務行動　27
日常生活自立度（ADL）　117
日本栄養改善学会　13
日本給食経営管理学会　13
日本歯科医師会　143
日本歯科医師会「標準的な成人歯科健診プログ
　ラム（生活歯援プログラム）」　143
日本静脈経腸栄養学会（JSPEN）　116
日本人の長寿を支える『健康な食事』のあり方
　に関する検討会　13
日本人の食事摂取基準2020年版　12
認知機能障害　126
認知機能の低下　79
認知症　52, 79
認知症患者の食事支援　126
認知症施策（新オレンジプラン）　19
認知症予防と栄養　79

は 行

8020運動（ハチマルニイマル運動）　64, 71, 73
発育不全　26
歯の喪失　52, 55
バランスの良い食事　78
反復唾液嚥下テスト（RSST）　71
非感染性疾患　iii, 2, 6, 26, 52, 106
肥満　26, 92
「標準的な質問票」における歯科関連質問の回
　答　98

標準的な成人歯科健診プログラム・保健指導マ
ニュアル　144
標準的な成人歯科健診・保健指導プログラム
（生活歯援プログラム）　143
微量栄養素　33
不健康な食事　52, 55
フリーシュガー　91
フレイル　12, 14, 32, 36, 52, 69
フレイル・サイクル　83
フレイルの評価方法（J-CHS基準）　69
米国国民健康栄養調査（NHANES）　60
ヘルシーエイジング　22
変性性認知症　126
保健指導に対するニーズの類型　145

ま 行

ミールラウンド　120
無作為化比較臨床試験　65
メタボリックシンドローム　40
メタボリックシンドローム（NCDs予防）施策
　19

や 行

遊離糖類　2
ゆっくりよく噛んで食べる　138
ユニバーサルデザインフード　44
ユニバーサル・ヘルス・カバレッジ　iii, 9
要介護高齢者の栄養ケア・マネジメント　120
要介護状態　14
よく噛むこと　75
予防給付　70
予防・健康インセンティブ　143

わ 行

ライフコース　22

ライフコースアプローチ　7
ライフコースにおける栄養の特性　iv
老化制御　22
老年症候群予防　70
ロコモティブシンドローム　6

欧 文

Asian Working Group for Sarcopenia（AWGS）
　70
BPSD　79, 126
Cardiovascular Health Study　69
CHS　69
DBM　29
DOHaD　22
double burden of malnutrition　12, 26
double-duty action　27
DSM-5　126
GI　76
Healthy Ageing　22
Healthy Eating Index　60
MNA®　33
NCDs　iii, 2, 6, 14, 22, 26, 38, 52, 106
NST　116
Oral health：Action plan for promotion and
　integrated disease prevention　6
PRECEDE-PROCEEDモデル　143
SDGs　iii, 2, 9, 27
UHC　iii, 9
WHO Global NCD Action Plan 2013-2020　7
WHO砂糖摂取ガイドライン　8

健康長寿のための
口腔保健と栄養をむすぶ
エビデンスブック　　　　ISBN978-4-263-44562-4

2019年8月10日　第1版第1刷発行

編著者　深井 穫博

発行者　白石 泰夫

発行所　医歯薬出版株式会社
〒113-8612　東京都文京区本駒込1-7-10
TEL.（03）5395-7638（編集）・7630（販売）
FAX.（03）5395-7639（編集）・7633（販売）
https://www.ishiyaku.co.jp/
郵便振替番号 00190-5-13816

乱丁，落丁の際はお取り替えいたします．　　印刷・真興社／製本・皆川製本所
© Ishiyaku Publishers, Inc., 2019. Printed in Japan

本書の複製権・翻訳権・翻案権・上映権・譲渡権・貸与権・公衆送信権（送信可能化権を含む）・口述権は，医歯薬出版（株）が保有します．

本書を無断で複製する行為（コピー，スキャン，デジタルデータ化など）は，「私的使用のための複製」などの著作権法上の限られた例外を除き禁じられています．また私的使用に該当する場合であっても，請負業者等の第三者に依頼し上記の行為を行うことは違法となります．

JCOPY ＜出版者著作権管理機構　委託出版物＞

本書をコピーやスキャン等により複製される場合は，そのつど事前に出版者著作権管理機構（電話03-5244-5088，FAX 03-5244-5089，e-mail:info@jcopy.or.jp）の許諾を得てください．